中|医|堂
会说话的理疗书

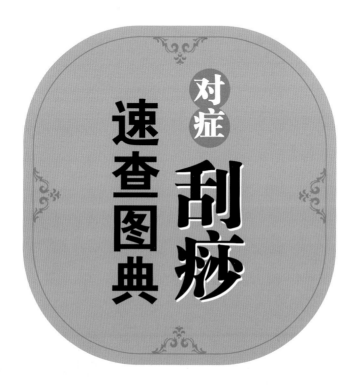

对症
速查图典
刮痧

李志刚　著

长江出版传媒　湖北科学技术出版社

图书在版编目（ＣＩＰ）数据

对症刮痧速查图典/李志刚著.--武汉:湖北科
学技术出版社,2016.10
　　(中医堂.会说话的理疗书)
　　ISBN 978-7-5352-9082-3

　　Ⅰ.①对… Ⅱ.①李… Ⅲ.①刮搓疗法－图解 Ⅳ.
①R244.4-64

中国版本图书馆CIP数据核字(2016)第204892号

责任编辑　许　　可
摄影摄像　深圳市金版文化发展股份有限公司
图书策划　深圳市金版文化发展股份有限公司
封面设计　深圳市金版文化发展股份有限公司
出版发行　湖北科学技术出版社
网　　址　http://www.hbstp.com.cn
地　　址　武汉市雄楚大街268号
　　　　　湖北出版文化城B座13～14层
电　　话　027-87679468
邮　　编　430077
印　　刷　深圳市雅佳图印刷有限公司
邮　　编　518000
开　　本　723×1020　1/16
印　　张　13
字　　数　200千字
版　　次　2016年10月第1版
印　　次　2016年10月第1次印刷
定　　价　39.80元

刮痧——不药之良方

刮痧疗法是临床常用的一种简易治疗方法，流传甚久。刮痧可使脏腑秽浊之气通达于外，促使周身气血流畅，逐邪外出。

我们要如何拥有健康的身体呢？

其实健康与否，关键取决于身体内部的阴阳调和。阴阳若能维持平衡，机体就会健康，反之，就会患上各种疾病。

随着现代社会的发展、生活节奏的加快，人们生活紧张、工作压力大，极易出现体内阴阳失衡，久而久之，各种毒素就会沉积体内，侵蚀健康，继而出现腰酸背痛、颈肩酸痛，甚至四肢无力、浑身没劲，例行体检却又没发现什么疾病。这时，我们需要一些简单方便的方法来排除沉积在体内的各种毒素，消除体内失衡状态。刮痧正是很好的选择。

刮痧疗法可以排除毒素、调节人体内阴阳平衡、激活自我痊愈的能力。在许多疾病的初期，刮痧能激发人体的"正气"，达到防病、治病的目的。在疾病较重时，刮痧也可以疏通经络，促进微循环，起到辅助治疗的作用。健康的人也可以通过刮痧改善微循环、促进新陈代谢，达到缓解疲劳、增强免疫力和预防疾病的功效。

本书用通俗易懂的语言讲解了刮痧的理论基础知识、常见疾病的刮痧治疗方案。用手机扫一扫二维码就能看到对应的穴位以及相关治疗手法的视频，一看就懂，一学就会。你只需一步一步跟着本书的讲解，就可以进行自我诊断和保健。

大家通过本书可以学会简便、实用又有效的刮痧手法，无论是否具有医学基础，都能轻松入门，为自己、为家人解急时之需，疗身体之疾。本书定可以成为家庭健康的好帮手！

目录
Contents
对症刮痧速查图典

第三章 / 刮痧调脾胃，
肠胃病一扫光

第四章 / 刮痧强筋骨，骨伤病痛不再烦

第五章 刮痧理气血，
赶走神经血管内分泌顽疾

第六章 "刮"走尴尬，
男人女人自信回

第七章 / 刮痧除病痛，宝宝健康妈妈放心

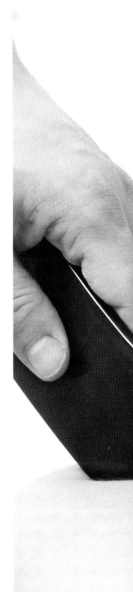

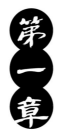

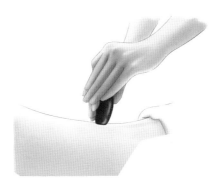

刮痧基本知识

痧就是藏在体内的毒，能刮出痧就说明身体正处于亚健康状态。刮痧其实就是通过排毒和刺激血液循环，让身体重新恢复到健康状态的过程。学习一些刮痧基本知识，不仅能检视自身健康状态，还能自我保健。

刮痧的医理和功效

刮痧疗法看似简单，却蕴含着界面医学的深刻医理。刮痧疗法对人体脏腑、经络、气血、皮肤、血管、肌肉、神经等各组织的总调动，既激发了机体的自我防卫系统，又可以发现各种组织的异常变化。

刮痧时病人皮肤上出现紫红颜色、类似细沙粒的点，人们根据出现的这些症状，把它取名叫"痧"。然而，最初在中医的概念里，"痧"指的是一类病症，称为"痧证"，它包含两方面的含义，从广义来讲，一方面是指"痧"疹征象，即痧象；另一方面是指痧疹的形态外貌，即皮肤上出现的小红点。痧证不是一种独立的病，而是许多疾病在发展变化过程中，反映在体表皮肤的一种共性表现，故有"百病皆可发痧"之说。

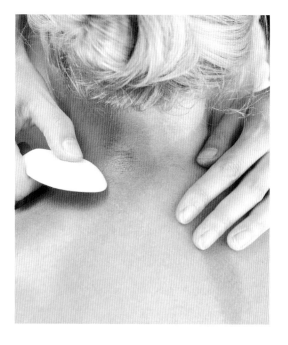

痧证主要有两个特征：一是痧痕明显。刮痧后，皮肤很快会出现一条条痧痕和累累细痧（出血点），并且存留的时间较长。二是痧证多胀。所谓胀，就是痧证多出现头昏脑涨、胸部闷胀、全身酸胀等。

除具有上述两项特征以外，还有许多种病的症状是和痧证有关系的。例如，由于高温引起的痧证：头昏脑涨，烦躁欲吐，全身疲倦，两眼发花；由于中暑引起的痧证：头晕心悸，恶心呕吐，以及小腿的腓肠肌痉挛性疼痛；由于急性肠炎引起的痧证：频繁呕吐，腹痛腹泻；由于食物中毒引起的痧证：肚腹胀疼，发作急剧，呕吐腹泻，四肢麻木，甚至因严重失水而引起腓肠肌痉挛，即俗话说的"转筋痧"；由于空气窒息引起的痧证：头昏脑涨，呼吸困难，恶心呕吐，面色青紫，甚至出现神志昏迷。从上述症状看来，中暑、急性肠炎、食物中毒，以及由于窒息引起的血液和组织严重缺氧等病症，都可用刮痧疗法治疗。

刮痧最初是专门用来治疗痧证的治疗方法。它是通过特制的刮痧器具和相应的手法，蘸取一定的介质，在体表进行反复刮动、摩擦，使皮肤局部出现红色粟粒状或暗红色出血点等"出痧"变化，从而达到治疗疾病的目的。随着人们的应用实践和传统医学的发展，刮痧已从一种针对性的治疗方法，发展为以防病祛病为核心的养生治病保健疗法；而"痧"也有了它新的含义。

它的保健和治疗作用主要有以下一些特点：

预防保健作用

刮痧疗法的预防保健作用又分为健康保健预防与疾病防变两类。刮痧疗法的作用部位是体表皮肤，皮肤是机体暴露于外的最表浅部分，直接接触外界，且对外界气候环境等变化起适应与防卫作用。皮肤之所以具有这些功能，主要依靠机体内卫气的作用，卫气调和，则"皮肤调柔，腠理致密"。健康人常做刮痧（如取背俞穴、足三里穴等）可增强卫气。若外邪侵表，出现恶寒、发热、鼻塞、流涕等表证，及时刮痧（如取肺俞、中府穴等）可将表邪及时祛除。

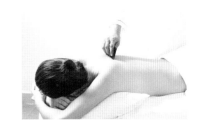

治疗作用

刮痧疗法的治疗作用可表现在以下方面：

① 活血化瘀：刮痧可调节肌肉的收缩和舒张，使组织间压力得到调节，以促进刮拭组织周围的血液循环，增加组织流量，从而起到活血化瘀、祛瘀生新的作用。

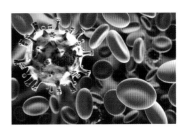

② 调整阴阳：刮痧可以改善和调整脏腑功能，使脏腑阴阳得到平衡。如肠道蠕动亢进者，在腹部和背部等处使用刮痧手法可使亢进者受到抑制而恢复正常。反之，肠道蠕动功能减退者，则可促进其蠕动恢复正常。

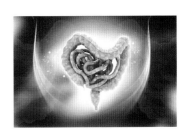

③ 疏经通络：刮痧可以放松紧张的肌肉，消除肌肉疼痛，这两方面的作用是相通的。消除了疼痛病灶，肌肉紧张也就消除；如果紧张的肌肉得以松弛，则疼痛和压迫症状也可以明显减轻或消失，同时也有利于病灶的修复。

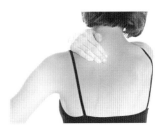

④ 行气活血：气血（通过经络系统）的传输对人体起着濡养、温煦等作用。刮痧作用于肌表，可以使经络通畅、气血通达，则瘀血化散，局部疼痛得以减轻或消失。

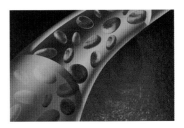

⑤ 信息调整：人体的各个脏器都有其特定的生物信息（各脏器的固有频率及生物电等），当脏器发生病变时，有关的生物信息就会发生变化，而脏器生物信息的改变可影响整个系统乃至全身的功能平衡。而刮痧疗法可以通过刺激体表的特定部位，产生一定的生物信息，通过信息传递系统输入到有关脏器，对失常的生物信息加以调整，从而对病变脏器起到调整作用。

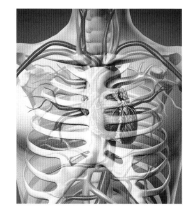

⑥ 排除毒素：刮痧过程可使局部组织形成高度充血，使血管神经受到刺激而扩张，血流及淋巴液循环增快，吞噬作用及搬运力量加强，使体内废物、毒素加速排除，组织细胞得到营养，从而净化血液，增强全身抵抗力，减轻病势，促进康复。

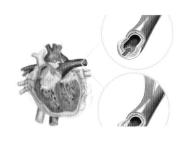

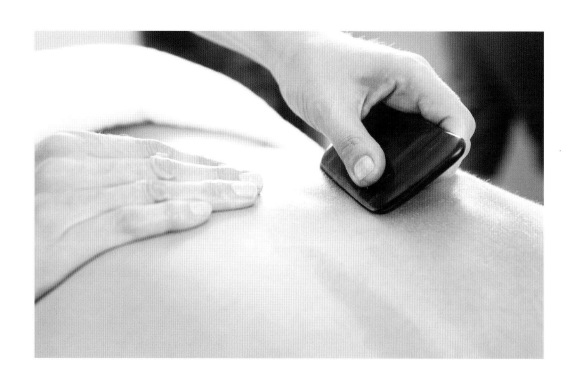

刮痧工具的选择与运用

古代用汤勺、铜钱等作为刮痧板，用麻油、水等作为润滑剂，这些器具虽然取材方便，但对有些穴位达不到有效的按压刺激。现代的专业刮痧工具，与身体解剖形态完美契合，刮拭效果好且能最大限度地保护皮肤，减轻疼痛。

刮痧板

刮痧板是刮痧的主要器具。水牛角味辛、咸、寒，辛可发散行气、活血润养；咸能软坚润下；寒能清热解毒，具有发散行气、清热解毒、活血化瘀的作用。玉性味甘平，入肺经，润心肺、清肺热。据《本草纲目》介绍，玉具有止烦渴、定虚喘、安神明、滋养五脏六腑的作用，是具有清纯之气的良药，可避秽浊之病气。玉石含有人体所需的多种微量元素，有滋阴清热、养神宁志、健身祛病的作用。水牛角及玉质刮痧板均有助于行气活血、疏通经络且没有副作用。

美容刮痧玉板
美容刮痧玉板4个边形状均不同，其边角的弯曲弧度是根据面部不同部位的曲线设计的。短弧边适合刮拭额头，长弧边适合刮拭面颊，两角部适合刮拭下颌、鼻梁部位及眼周穴位。

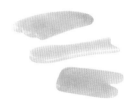

全息经络刮痧
全息经络刮痧板为长方形，边缘光滑，四角钝圆。刮板的长边用于刮拭人体平坦部位的全息穴区和经络穴位；一侧短边为对称的两个半圆角，除适用于人体凹陷部位刮拭外，更适合做脊椎部位及头部全息穴区的刮拭。

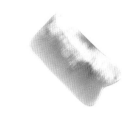

多功能全息经络刮痧板梳
长边和两角部可以用来刮拭身体平坦部位和凹陷部位，另一边粗厚的梳齿便于梳理头部的经穴，既能使用一定的按压力，又不伤及头部皮肤。

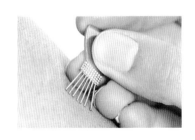

可代替刮痧板的家庭小物件

①　瓷汤匙：汤匙侧边，适合大面积如手臂、膝盖内侧及肩膀的刮痧。汤匙前端，适合颈部或手掌的刮痧。汤匙握柄尾端，因为较窄，适合刮拭骨头较多的手背。

②　茶杯或碗：瓷器或玻璃杯等钝面器具，也可以临时充作刮痧板。

特别小贴士：除了专业的刮痧板外，只要是边缘钝滑，有一定厚度的器具都可以，但不建议用硬币、铁汤匙等金属材质来刮痧。因为金属材质易引起过敏，也较易刮伤皮肤，特别是硬币不卫生，容易引起细菌感染。

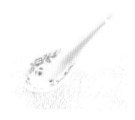

刮痧油

专业的刮痧油和美容刮痧乳

刮痧油是刮痧疗养必不可少的润滑剂，但是刮痧油是液体的，如果用于面部时，很容易流到或滴到眼睛里和脖颈处，所以在面部刮痧时最好用美容刮痧乳。刮痧油和美容刮痧乳含有药性平和的中药，对人体有益而无刺激及副作用。

①　刮痧油：刮痧油是用具有清热解毒、活血化瘀、消炎镇痛而没有毒副作用的中药与渗透性强、润滑性好的植物油加工而成。刮痧时涂以刮痧油，不但能减轻疼痛、加速病邪外排，还可保护皮肤、预防感染，使刮痧安全有效。

②　美容刮痧乳：美容刮痧乳为乳膏状，形态固定好操作，适用于面部部位，具有清热解毒、活血通络的功效。

③　毛巾和纸巾：刮拭前清洁皮肤要选用清洁卫生、质地柔软，对皮肤无刺激、无伤害的天然纤维织物。刮拭后可用毛巾或柔软的清洁纸巾擦拭油渍。

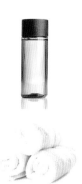

可以替代刮痧油的其他介质

①　卸妆油：卸妆油用于脸部，无刺激性，因其亲水性，遇水能迅速乳化洗净，比一般油脂更舒适好用。

②　芦荟胶：使用油脂类刮痧油，虽能使刮痧板推起来更容易，但难免过于油腻。不习惯使用油的人建议使用润滑度够又无油的芦荟胶，刮完不仅可以自然吸收而且还能使皮肤嫩白无痘。

③　精油：选用薰衣草、桂花等味道清新、让人放松的精油刮痧，具有芳疗作用。但是最好选择天然成分的。

④　菜油：橄榄油、葵花油甚至香油，都可以用来刮痧，但是菜油一般气味不太好。

特别小贴士：只要是够滋润的润滑剂都可以使用，避免使用风油精、万金油等。

刮痧操作手法

正确的拿板方法是把刮痧板的长边横靠在手掌心，大拇指和其他四个手指分别握住刮痧板的两边，刮痧时用手掌心的部位向下按压。单方向刮拭，不要来回刮。刮痧板与皮肤表面的夹角一般为30°~60°，以45°角最多。

角刮法

单角刮法以刮痧板的一个角，朝刮拭方向倾斜45°，在穴位处自上而下刮拭。双角刮法以刮痧板凹槽处对准脊椎棘突，凹槽两侧的双角放在脊椎棘突和两侧横突之间的部位，刮痧板向下倾斜45°，自上而下刮拭。用于脊椎部。

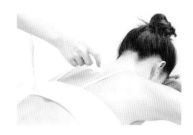

面刮法

将刮痧板的一半长边或整个长边接触皮肤，刮痧板向刮拭的方向倾斜30°~60°，自上而下或从内到外均匀地向同一方向直线刮拭。

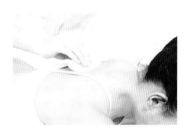

平刮法

操作方法与面刮法相似，只是刮痧板向刮拭的方向倾斜的角度小于15°，向下的按压力大。适用于身体敏感的部位。

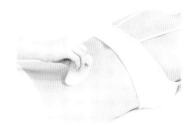

推刮法

操作方法与面刮法类似，刮痧板向刮拭方向倾斜的角度小于45°，刮拭速度慢，按压力大，每次刮拭的长度要短。

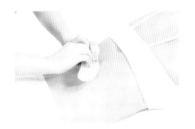

立刮法

将刮痧板角度与穴位区呈90°垂直，刮痧板始终不离皮肤，并施以一定的压力做短距离前后或左右摩擦刮拭。

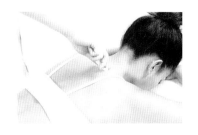

揉刮法

以刮痧板整个长边或一半长边接触皮肤，刮痧板与皮肤的夹角小于15°，均匀、缓慢、柔和地作弧形旋转刮拭。

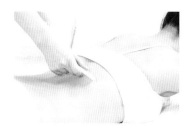

点按法

将刮痧板角部与穴位呈90°垂直，向下按压，由轻到重，按压片刻后立即抬起，使肌肉复原。多次重复，手法连贯。

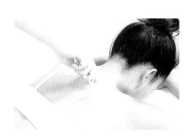

平面按揉法

用刮痧板角部的平面以小于20°按压在穴位上，做柔和、缓慢的旋转运动，刮痧板角部始终不离开接触的皮肤。

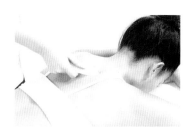

垂直按揉法

将刮痧板呈90°垂直按压在穴位上，做柔和、缓慢的旋转运动，刮痧板角部始终不离开接触的皮肤。

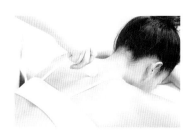

看痧症辨病情

刮痧治疗半小时左右，皮肤表面的痧逐渐融合成片，深层的包块样痧逐渐消失，并逐渐由深部向体表扩散，而深部结节状痧消退比较缓慢，不论是哪一种痧，在刮拭12小时之后，皮肤的颜色均呈青紫色或青黑色。

刮痧后，皮肤毛孔微张，局部皮肤会有热感，少数人自觉有寒凉之气排出，有的部位会出现颜色不同的痧象，有时候会在皮肤下深层部位触及大小不一的包块状痧，这些都是属于刮痧后的正常痧象，这些痧象发出了身体不健康的信号。

刮出的痧一般5~7日即可消退。痧消退的时间与出痧的部位、痧的颜色和深浅（疾病的病位，病性）有密切关系，胸背部、上肢、皮肤表面、颜色比较浅的痧消退较快，下肢、腹部、颜色深的痧以及皮肤深部的痧消退比较缓慢。阴经所出的痧较阳经消失缓慢，一般会延迟2周。痧象的出现主要是指除面部外的其他部位，这是一种正常的生理反应。一般有下面几种情况：

- 刮痧后，未出现明显的痧象或只有少量红点，这表明受术者身体健康。
- 痧象鲜红、呈玫瑰色、大面积，表明受术者体内血热或体内蕴热。
- 痧象鲜红，并伴有痛痒，表明受术者体内有风热。
- 痧象色暗或发紫，表明受术者体内气血瘀滞。
- 痧象发黑或呈黑紫色，天气寒冷时肌肤疼痛，表明体内多血瘀或风寒。
- 痧象在皮肤上出现不久，有少量液体分泌，表明受术者体内有湿。
- 在刮痧过程中，痧象由深转淡、由暗转红，斑块由片变点，表明病情转轻，治疗有效。

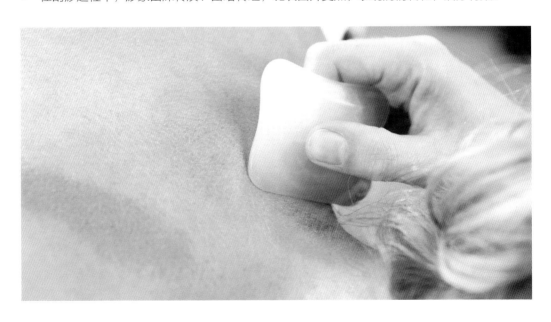

刮痧操作技巧和注意事项

想要刮痧达到最佳疗效，关键在于了解它的操作技巧和注意事项，避免操作误区。操作技巧从角度、力度、长度和速度4个方面来谈，而注意事项则从刮痧前后和过程来谈。下面将详细介绍。

刮痧要领与技巧

刮痧疗法中按压力和刮痧的角度决定刮痧治疗的效果，速度和时间决定刮痧的舒适感。所以，刮痧的时候要注意一下要领和技巧，以下介绍的刮痧要领和技巧在具体的刮痧治疗过程中能帮大忙。

刮拭角度

刮拭角度以利于减轻被刮拭者疼痛感和方便刮拭者刮拭为原则。当刮痧板与刮拭方向的角度大于45°时，会增加疼痛感，所以刮拭角度应小于45°。在疼痛敏感的部位，最好小于15°。

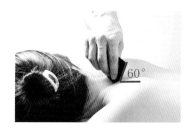

按压力度

刮拭过程中应始终保持一定按压力，若只在皮肤表面摩擦，不但没有治疗效果，还会形成表皮水肿。按压力也不是越大越好，要根据具体体质、病情和局部解剖结构（骨骼凸起部位、皮下脂肪少的部位、脏器所在处，按压力应适当减轻）区别对待。用重力刮痧时，需逐渐加大按压力，使身体适应，以减轻疼痛。

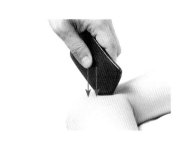

刮拭长度

总长度约8～15厘米，以大于穴区范围为原则。若需要刮拭的经脉较长，可分段刮拭。

刮拭速度

速度应平稳、均匀。疼痛感与刮拭速度有关，速度越快，疼痛感越重。

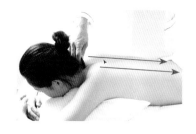

刮痧的注意事项

　　刮痧治疗时，皮肤局部汗孔开泄，出现不同形色的痧，病邪、病气随之外排，同时人体正气也有少量消耗。所以，刮痧的时候要做好一些小细节，从细节处保护好身体。

注意避风和保暖很重要

刮痧时皮肤汗孔处于开放状态，如遇风寒之邪，邪气会直接进入体内，不但影响刮痧的疗效，还会引发新的疾病。刮痧半小时后才能到室外活动。

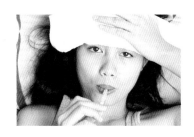

刮完痧后要喝一杯热水

刮痧过程使汗孔开放，邪气排出，会消耗部分体内津液，刮痧后喝一杯热水，可补充水分，还可促进新陈代谢。

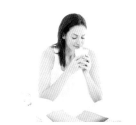

不可一味追求出痧

刮痧时刮至毛孔清晰就能起到排毒的作用。有些部位是不可以刮出痧的，室温低也不易出痧，所以，刮拭的时候不要一味追求出痧，以免伤害到皮肤。

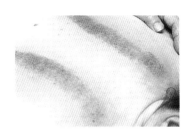

每次只治疗一种病症

刮痧的时候要一次只治疗一种病，并且刮拭时间不可太长。不可连续大面积刮拭，以免损伤体内正气。

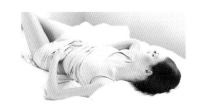

刮痧后3小时内不要洗澡

刮痧后毛孔都是张开的，所以要等毛孔闭合后再洗澡，避免风寒之邪侵入体内。

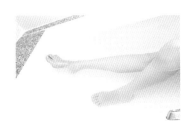

刮痧适应证和禁忌证

刮痧对各科疾病都能有效。现代刮痧从工具到理论都有了巨大变化，尤其是理论上选经配穴、辨证施术使其治疗范围大大扩宽。刮痧对于疼痛性疾病、脏腑神经失调的病症具有显著的疗效。

刮痧的适应证

◈ 家庭常见疾病：感冒、发热、咳嗽、中暑、哮喘、头痛、高血压、贫血、低血压、糖尿病、面肌痉挛、三叉神经痛、心悸、失眠、神经衰弱、呕吐、泄泻、胃痛、习惯性便秘。
◈ 男性常见疾病：慢性肾炎、肾结石、遗精、阳痿、早泄、膀胱炎、尿道炎、泌尿系结石等。
◈ 五官常见疾病：牙痛、鼻出血、近视、鼻炎、麦粒肿、咽喉肿痛等。
◈ 女性常见疾病：月经不调、痛经、闭经、带下病、产后缺乳、慢性盆腔炎、不孕症等。

刮痧的禁忌证

◈ 严重心脑血管疾病者急性期、肝肾功能不全者禁止刮拭。体内有恶性肿瘤的部位，应避开肿瘤部位在其周边刮拭。
◈ 有出血倾向的病症以及严重贫血者禁止刮痧。
◈ 女性在怀孕期间、月经期间禁止刮拭腰骶部区域。
◈ 韧带、肌腱急性扭伤，及外科手术瘢痕处，均应在3个月之后方可进行刮痧治疗。
◈ 感染性皮肤患者、糖尿病患者皮肤破溃处，严重下肢静脉曲张局部禁止刮拭。

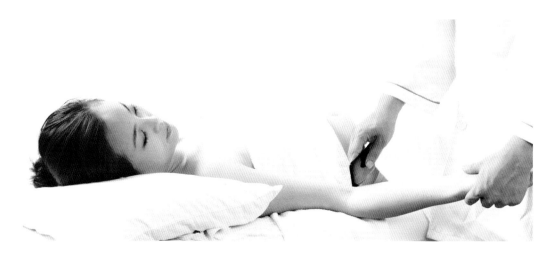

刮痧找穴方法

刮痧疗法的大多数手法的作用面积都相对较大，对经络穴位进行刮拭时，做到离点不离线，离线不离面即有可观的疗效。精准的取穴和熟练的手法，自然令刮痧效果更佳。以下就教大家几种找准穴位的方法。

体表标志法

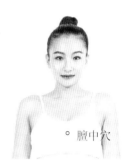

。 膻中穴

固定标志： 常见判别穴位的标志有眉毛、乳头、指甲、趾甲、脚踝等。如神阙位于腹部脐中央；天突位于胸骨上窝中央。

活动标志： 需要做出相应的动作姿势才能显现的标志，如直立垂手时，中指指尖即为风市。

手指同身寸度量法

手指同身寸度量取穴法是指以患者本人的手指为标准度量取穴，是临床取穴定位常用的方法之一。这里所说的"寸"，与一般尺制度量单位的"寸"是有区别的，是用被取穴者的手指作尺子测量的。由于人有高矮胖瘦之分，不同的人用手指测量到的一寸也不等长。因此，测量穴位时要用被测量者的手指作为参照物，才能准确地找到穴位。

（1）拇指同身寸：拇指指间关节的横向宽度为1寸。

（2）中指同身寸：中指中节屈曲，内侧两端纹头之间作为1寸。

（3）横指同身寸：又称"一夫法"，指的是食指、中指、无名指、小指并拢，以中指近端指间关节横纹为准，四指横向宽度为3寸。

另外，食指和中指二指指腹横宽（又称"二横指"）为1.5寸。食指、中指和无名指三指指腹横宽（又称"三横指"）为2寸。

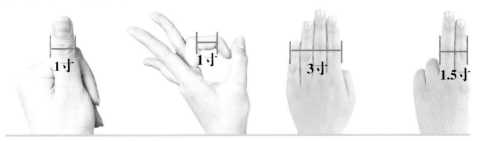

1寸　　　　　1寸　　　　　3寸　　　　　1.5寸

常用手指同身寸示意图

简便取穴法

简便定位法是临床中一种简便易行的俞穴定位方法。如立正姿势，手臂自然下垂，其中指端在下肢所触及处为风市穴；两手虎口自然平直交叉，一手指压在另一手腕后高骨的上方，其食指尽端到达处取列缺穴；握拳屈指时中指尖处为劳宫穴；两耳尖连线的中点处为百会穴等。此法是一种辅助取穴方法。

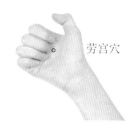

劳宫穴

感知取穴法

身体感到异常，用手指压一压，捏一捏，或摸一摸，如果有痛感、硬结、痒等感觉，或与周围皮肤有温度差，如发凉、发烫，或皮肤出现黑痣、斑点，那么这个地方就是所要找的穴位。感觉疼痛的部位，或者按压时有酸、麻、胀、痛等感觉的部位，可以作为阿是穴治疗。阿是穴一般在病变部位附近，也可在距离病变部位较远的地方。

骨度分寸法

此法始见于《灵枢·骨度》篇，它是以骨节为主要标志，测量人体不同部位的长度，作为量取穴位标准的方法。如眉间（印堂）至前发际正中为3寸；前两额发角（头维）之间为9寸；胸骨上窝（天突）至胸剑联合中点（歧骨）为9寸；两乳头间为8寸；腋前、后纹头至肘横纹为9寸；肘横纹至腕横纹为12寸；股骨大转子至腘横纹为19寸；腘横纹至外踝尖为16寸。

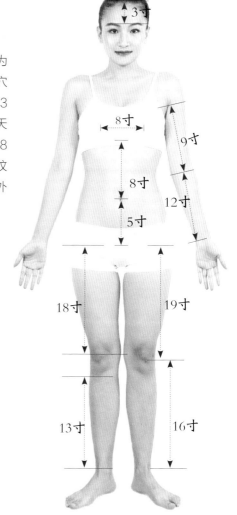

起止点	骨度分寸（寸）
眉心到前发际	3
前后发际间	12
两乳间	8
胸骨上窝到剑突	9
剑突至脐中	8
脐孔至耻骨联合上缘	5
耳后两乳突（完骨）之间	9
肩胛骨内缘至背正中线	3
腋前（后）横纹至肘横纹	9
肘横纹至腕横纹	12
股骨大粗隆（大转子）至膝中	19
膝中至外踝尖	16
胫骨内侧髁下缘至内踝尖	13

20个刮痧常用穴，常刮保健康

刮痧疗法在现今社会已受到越来越多人的青睐，治病效果也很显著，以下为大家介绍日常生活中常用的特效穴，方便生活中保健身体，家庭刮痧自疗。

1 风池

穴位定位： 项部，当枕骨之下，与风府相平，胸锁乳突肌与斜方肌上端之间的凹陷处。

功效主治： 平肝熄风、通利官窍。主治头痛、眩晕、耳聋、中风、颈痛。

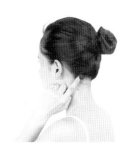

2 中府

穴位定位： 胸前壁的外上方，云门下1寸，平第一肋间隙，距前正中线6寸。

功效主治： 清泻肺热、止咳平喘。主治咳嗽、气喘、胸部胀满、心胸疼痛、肩背痛等病症。

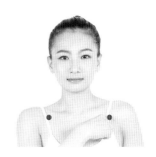

3 膻中

穴位定位： 胸部，当前正中线上，平第四肋间，两乳头连线的中点。

功效主治： 活血通络、清肺宽胸。主治呼吸困难、心悸、心绞痛、胸痛。

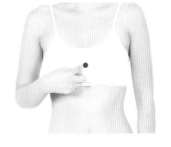

4 中脘

穴位定位： 上腹部，前正中线上，当脐中上4寸。

功效主治： 理气和胃、化湿降逆。主治腹痛、腹胀、胃痛、急慢性胃炎、消化不良。

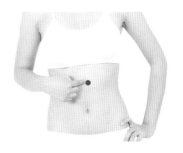

5 关元

穴位定位： 下腹部，前正中线上，当脐中下3寸。

功效主治： 固本培元、导赤通淋。主治痛经、失眠、脱肛。

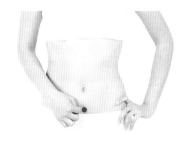

6 大椎

穴位定位： 后正中线上，第七颈椎棘突下凹陷中。

功效主治： 祛风散寒。主治风疹、热病、呃逆、项强、骨蒸潮热、五劳虚损。

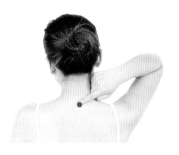

7 定喘

穴位定位： 背部，第七颈椎棘突下，旁开0.5寸。

功效主治： 止咳平喘。主治喘哮久咳、百日咳。

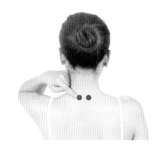

8 肺俞

穴位定位： 背部，当第三胸椎棘突下，旁开1.5寸。

功效主治： 调补肺气、祛风止痛。主治肩背疼痛、胸闷、咳嗽、气喘。

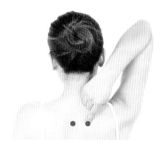

9 命门

穴位定位： 腰部，当后正中线上，第二腰椎棘突下凹陷中。

功效主治： 补肾壮阳。主治遗尿、尿频、赤白带下、胎屡坠、腰痛、脊强反折、手足逆冷。

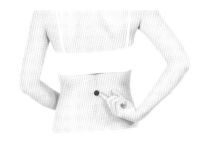

10 肾俞

穴位定位： 腰部，当第二腰椎棘突下，旁开1.5寸。

功效主治： 益肾助阳、调节生殖功能。主治小便不利、水肿、月经不调、阳痿、遗精、腰膝酸软。

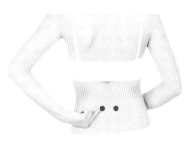

11 八髎

穴位定位： 腰骶孔处，实为上髎、次髎、中髎、下髎，左右共8个，分别在第一、二、三、四骶后孔中。

功效主治： 调经止痛、补肾壮阳。主治月经不调、痛经、带下、阳痿。

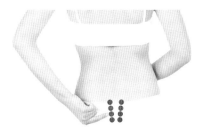

12 内关

穴位定位： 前臂掌侧，当曲泽与大陵的连线上，腕横纹上2寸，掌长肌腱与桡侧腕屈肌腱之间。

功效主治： 宁心安神、理气止痛。主治呕吐、晕车、心痛、心悸。

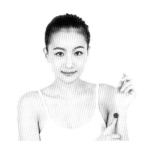

13 曲池

穴位定位： 肘横纹外侧端，屈肘，当尺泽与肱骨外上髁连线中点。

功效主治： 清热和营、降逆活络。主治肩臂肘疼痛、咽喉肿痛、便秘、头痛、发热。

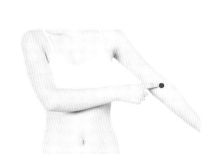

14 尺泽

穴位定位： 肘横纹中，肱二头肌腱桡侧凹陷处。

功效主治： 清肺热、平喘咳。主治气管炎、咳嗽、咳喘、心烦等病症。

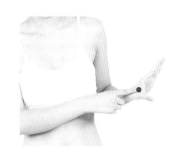

15 合谷

穴位定位： 手背，第一、二掌骨间，当第二掌骨桡侧的中点处。

功效主治： 镇静止痛、通经活经。主治头痛、头晕、目赤肿痛、牙痛、面肿。

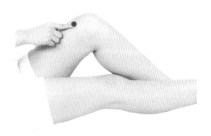

16 血海

穴位定位： 屈膝，在大腿内侧，髌底内侧端上2寸，当股四头肌内侧头的隆起处。

功效主治： 健脾化湿、调经统血。主治崩漏、痛经、湿疹、膝痛、月经不调。

17 足三里

穴位定位：小腿前外侧，当犊鼻下3寸，距胫骨前缘一横指（中指）。

功效主治：生发胃气、燥化脾湿。主治消化不良、呕吐、腹胀、肠鸣。

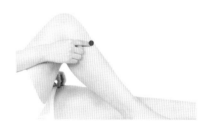

18 丰隆

穴位定位：小腿前外侧，当外踝尖上8寸，条口外，距胫骨前缘二横指（中指）。

功效主治：健脾祛湿、化痰。主治咳嗽、痰多、胸闷。

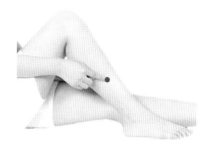

19 三阴交

穴位定位：小腿内侧，当足内踝尖上3寸，胫骨内侧缘后方。

功效主治：健脾利湿、补益肝肾。主治月经不调、腹痛、泄泻、水肿、疝气、痛经。

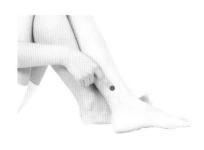

20 涌泉

穴位定位：约当足底二、三趾趾缝纹头端与足跟连线的前1/3与后2/3交点上。

功效主治：散热、利咽、清头目。主治头晕、小便不利。

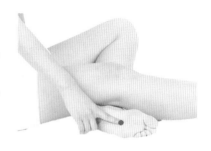

刮痧反应的处理方法

体质过度虚弱、身体过度劳累、精神过度紧张都有可能在刮痧过程中出现一些异常情况，遇到这些情况不必惊慌。

1 晕刮

晕刮是在治疗刮痧过程中出现的晕厥现象。如空腹、熬夜后刮痧，以及刮痧时间过长、手法不当，体质虚弱、敏感者会出现晕刮。发生晕刮时，轻者精神疲倦、头晕目眩，重者面色苍白、恶心欲呕、出冷汗、心慌、四肢发凉。

刮痧过程中，如果发现晕刮先兆，应立即停止刮拭，抚慰被刮者勿紧张，帮助其平卧，盖上衣被保暖，并饮用温开水或糖水。晕刮反应较重者，应立即拿起刮痧板用角部点按人中，并对百会和涌泉施以泻刮法，待情况好转后，继续刮拭内关、足三里。

2 疲劳

少数体质虚弱者如刮痧时间过长，刮痧后24小时内有疲劳反应。体质极虚弱者如刮痧时间过长，刮痧后又不注意避风、保暖，偶尔会出现感冒。

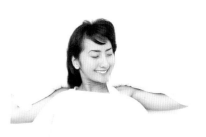

疲劳反应一般不须处理，只要注意休息即可很快恢复正常。刮痧过程中注意避风保暖。

3 避免异常情况要点

刮痧过程中的异常情况，可以通过以下要点避免或减低发生概率。

- 病人体位选择要得当，以病人感觉自然、舒适为原则，且能利于刮痧操作。同一种体位姿势过久，可更换体位，避免病人产生疲劳。
- 刮痧前，先暴露出要刮拭的部位，在其处涂上适量刮痧润滑油。润滑油过多会不利于刮痧，还会顺皮肤流下弄脏衣服。
- 刮拭顺序一般自上而下，先头颈部，然后背、腰、腹部，最后四肢。
- 刮痧前及刮痧过程中，医者应与病人保持交流，让病人心情放松并且了解病人刮痧过程中的感受。

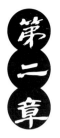

第二章

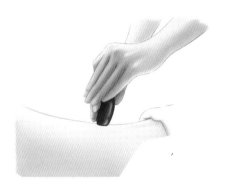

"痧"出气顺畅，
呼吸科病症无踪影

肺居于胸中，为五脏六腑之华盖，主气，司呼吸，开窍于鼻，系于气管、咽喉，外合皮毛，又主治节，主宣发肃降，通调水道。呼吸科病症的主要病机是肺气宣降功能失常。症见感冒、咳嗽、支气管炎、慢性咽炎、哮喘、胸闷等。

感冒

感冒，常称"伤风"，是感受触冒风邪或时行病毒，引起肺卫功能失调，出现鼻塞、流涕、喷嚏、头痛、恶寒、发热、全身不适等症状的一种外感疾病。多由病毒引起，可分为风寒感冒、风热感冒、暑湿感冒、体虚感冒、时行感冒。感冒初期及时采取措施，直至身体发热、微微出汗，能令头痛、鼻塞等症状很快消失，患者会感觉舒畅不少。

基础穴位

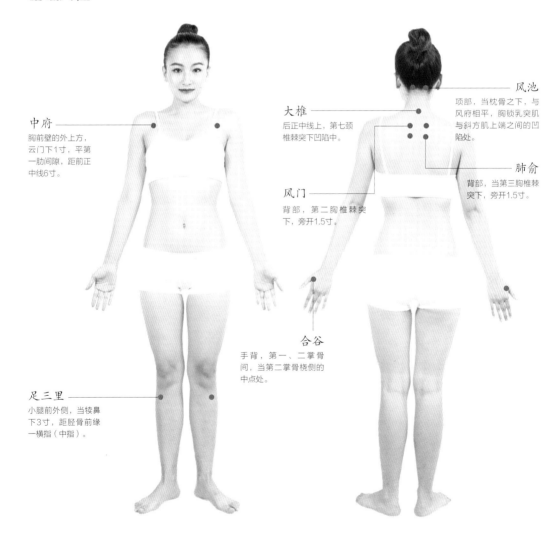

中府
胸前壁的外上方，云门下1寸，平第一肋间隙，距前正中线6寸。

大椎
后正中线上，第七颈椎棘突下凹陷中。

风池
项部，当枕骨之下，与风府相平，胸锁乳突肌与斜方肌上端之间的凹陷处。

风门
背部，第二胸椎棘突下，旁开1.5寸。

肺俞
背部，当第三胸椎棘突下，旁开1.5寸。

合谷
手背，第一、二掌骨间，当第二掌骨桡侧的中点处。

足三里
小腿前外侧，当犊鼻下3寸，距胫骨前缘一横指（中指）。

基础操作

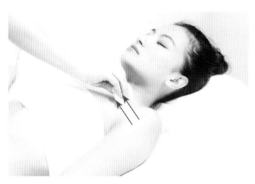

刮拭中府

用刮痧板从外向内反复刮拭中府穴30次，直至皮肤出现痧痕为止。

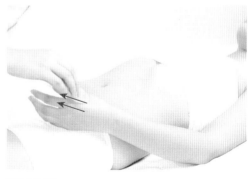

刮拭合谷

用刮痧板从上往下反复刮拭合谷穴30次，直至皮肤出现痧痕为止。

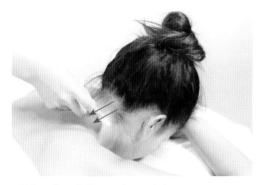

刮拭风池、大椎、风门、肺俞

用刮痧板由上向下刮拭风池穴、大椎穴、风门穴、肺俞穴，反复刮至皮肤出痧为止。

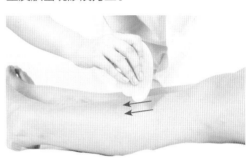

刮拭足三里

用刮痧板从上往下反复刮拭足三里穴30次，刮至出现痧痕为度。

小穴位，大疗效

人"伤风"，疲惫时或风大防御不足时，很容易就感冒了。受凉是风寒感冒，受风热之邪侵袭为风热感冒。

祛除风邪是治疗感冒的首要任务，祛风能使体表经络通畅，治疗时可取经穴中最擅长于治疗风邪的风池、风门等穴刮痧，以疏风解表、散寒除湿。

感冒最常见的症状是咳嗽、鼻塞流涕、头痛等，选取大椎、肺俞、中府、合谷、足三里刮痧，可有效改善肺系病症，达到疏通气血经络的目的。

辨证刮痧

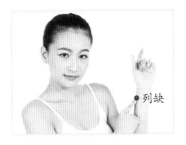
列缺

【风寒感冒】

主要症状： 患者除了有发热、头痛等一般症状外，还有畏寒、无汗、流清涕、鼻塞、咽痛、咳嗽或有白痰、肢节酸疼等特点。通常要穿很多衣服或盖被子出汗后才觉得舒服。

对证加穴：列缺（宣肺止咳）、百会（通阳散寒）。

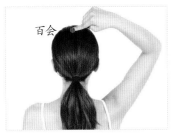
百会

【风热感冒】

主要症状： 发热，不恶寒或轻微怕风，出汗不畅，头痛，鼻塞流浊涕，痰黄稠，口渴，咽喉红肿。

对证加穴：百会（提神醒脑）、曲池（清热和营）。

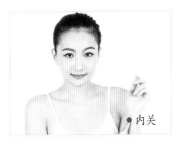
内关

【暑湿感冒】

主要症状： 多发于夏季，初始多为鼻塞、咽痒、头痛、胃口差等症状，2～3日后，鼻涕变稠、咳浓痰、咽痛、发热、汗出不畅、身热不扬、身重倦怠、头昏重痛、胸闷欲呕。

对证加穴：内关（理气止呕）、中脘（化湿和胃）。

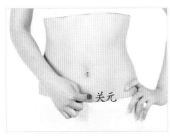
关元

【体虚感冒】

主要症状： 平素体质差或在大病、大伤气血后，常反复感冒，病程较长，可见普通感冒症状，还有恶寒较重、热势不高、倦怠乏力、气短、咳嗽咯痰无力等体虚之症。

对证加穴：关元（任脉上的阳穴，祛寒通络固本）、涌泉（补肾强身、温阳通络）。

～ 李志刚教授提醒 ～

感冒初起应及时刮痧，刮至痧点微出为妙。平时应多饮开水，宜食清淡，注意休息。风寒感冒可煮姜糖水热饮发汗；暑湿感冒可服用藿香正气水解表和中；体虚易感冒的人，平时就要注意饮食调养结合运动锻炼等，以增强身体抵抗力。

咳嗽

咳嗽是肺系疾患的常见病症，是人体清除呼吸道内的分泌物或异物的保护性呼吸反射动作。上呼吸道感染、支气管炎、肺炎、喉炎等病症均能引起咳嗽。主要症状为喉间有痰声，痰多色稀白或痰色黄稠、量少、易咳出，喉痒欲咳等。刮拭相应穴位可以宣肺止咳，防治咳嗽。

基础穴位

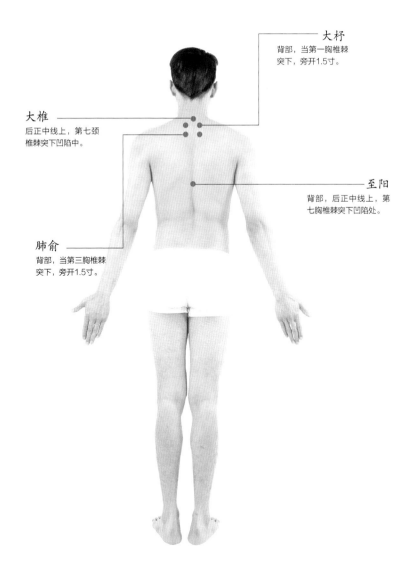

大杼
背部，当第一胸椎棘突下，旁开1.5寸。

大椎
后正中线上，第七颈椎棘突下凹陷中。

至阳
背部，后正中线上，第七胸椎棘突下凹陷处。

肺俞
背部，当第三胸椎棘突下，旁开1.5寸。

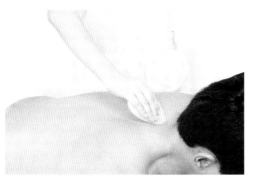

刮拭大椎

用角刮法刮拭大椎穴，力度轻柔，速度缓慢，反复刮拭20次，可不出痧。

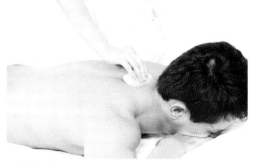

刮拭大杼

用面刮法刮拭大杼穴，力度微重，速度适中，以出痧为度。

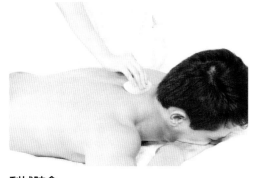

刮拭肺俞

用面刮法刮拭肺俞穴，力度微重，速度适中，以出痧为度。

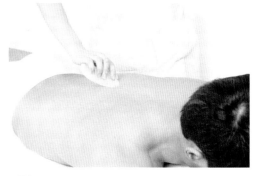

刮拭至阳

用刮痧板反复刮拭至阳穴30次，力度适中，速度适中，可不出痧。

小穴位，大疗效

外感咳嗽多因风寒、风热、燥热等外邪侵袭所致。外邪入侵，首先犯肺，肺主气，肺失宣肃，津液失于输布，聚而成痰，阻塞气道。

无论是外感，还是内伤咳嗽，皆是肺气上逆、不得肃降所致。取大杼、肺俞调理肺脏气机、宣肺化痰。

大椎为督脉经穴，为人体阳气之总督，配肺俞可宣通肺气；至阳属督脉，别名肺底，配肺俞可以宣肺化痰。

辨证刮痧

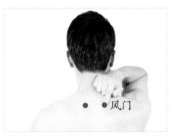

【风寒袭肺】

主要症状： 咳嗽声重，痰稀色白，鼻塞流涕，伴恶寒发热，无汗，头身疼痛。

对证加穴：风门（宣通肺气、清热止痛）、太渊（止咳化痰、通调血脉）。

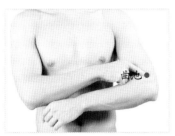

【风热犯肺】

主要症状： 咳嗽频繁剧烈，咯痰黄稠，口干咽痛，头痛身热，小便黄。

对证加穴：曲池（清热和营、降逆活络）、少商（清热止痛、解表退热）。

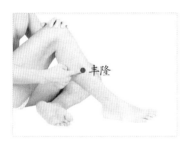

【痰湿阻肺】

主要症状： 痰多色白、呈泡沫状，易于咯出，咳声重浊，胸脘胀满或喘促短气，身体困重。

对证加穴：丰隆（健脾祛湿、化痰）、阴陵泉（清脾理热、宣泄水液）。

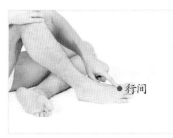

【肝火灼肺】

主要症状： 咳嗽阵发，喉间气逆，痰少而黏，咯吐不易，胸胁胀痛，口苦，咽喉干痒，便秘尿赤。

对证加穴：行间（清热熄风、调经止痛）、鱼际（泻火开窍、利咽止痉）。

～ 李志刚教授提醒 ～

内伤咳嗽病程较长，易反复发作，应坚持长期治疗。缓解期需从调整肺、脾、肾三脏功能入手，重在治本。感冒流行期间应减少外出，避免因感冒诱发此病。平时注意锻炼身体，增强体质，提高机体防御疾病的能力及对寒冷环境的适应能力。

空调病

　　空调病又称"空调综合征"，指长时间在空调环境下工作学习的人，因空气不流通，致病微生物容易滋生，且室内外温差较大，机体适应不良，表现为鼻塞、头昏、打喷嚏、耳鸣、乏力、记忆力减退、四肢肌肉关节酸痛、腰酸等症状，严重者可引起口眼㖞斜。老人、儿童的身体抵抗力低下，更容易在空调环境下出现不适。平时常进行穴位刮痧，可以增强抵抗力，通络祛寒，预防空调病。

基础穴位

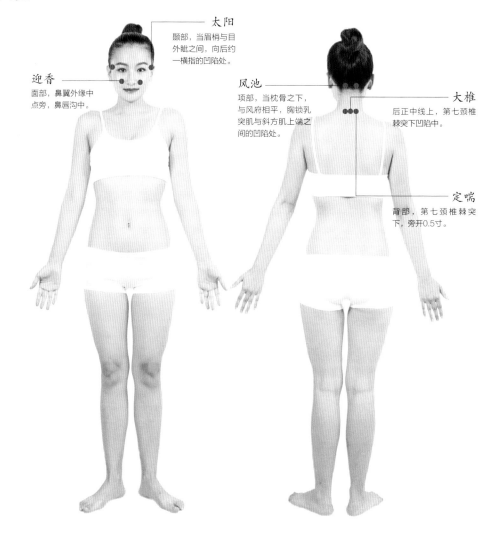

太阳
颞部，当眉梢与目外眦之间，向后约一横指的凹陷处。

迎香
面部，鼻翼外缘中点旁，鼻唇沟中。

风池
项部，当枕骨之下，与风府相平，胸锁乳突肌与斜方肌上端之间的凹陷处。

大椎
后正中线上，第七颈椎棘突下凹陷中。

定喘
背部，第七颈椎棘突下，旁开0.5寸。

基础操作

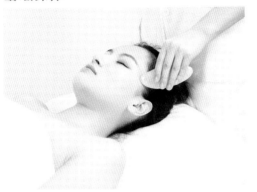

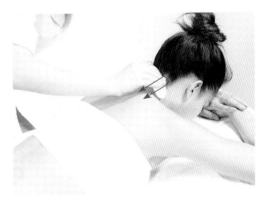

刮拭太阳、迎香

刮痧板着力于太阳穴，由浅入深缓慢着力，当有明显酸麻胀痛感，停留5～10秒，然后轻缓提起，一起一伏，反复10余次。再用刮痧板角部轻柔刮拭迎香穴30次，可不出痧。

刮拭风池、大椎、定喘

用刮痧板从风池穴刮至大椎穴、定喘穴，自上而下，依次顺刮，均刮至皮肤出现痧痕为止。

小穴位，大疗效

　　在空调环境中，关节及头颈裸露部位、背部和呼吸道易受风寒侵袭。下肢活动少，膝关节更易受寒疼痛；内外温差较大及空气不流通，容易出现肺卫不适。选取头部穴位，如太阳、迎香，能有效缓解头痛，疏通经络、祛风散寒、强身健体；风池、大椎、定喘为背部穴，刮拭背部穴位能通阳祛风寒，有效缓解呼吸道症状。

～ 李志刚教授提醒 ～

　　预防空调病，需注重通风。在室内无人或凉爽时，打开门窗，让新鲜的空气流进来。空调房里温度低，室外温度高，在进出时，注意加减衣物，防寒保护身体。在空调环境下工作、学习，不要让通风口的冷风直接吹在身上，大汗淋漓时最好不要直接吹冷风。在空调房中要注意多补充水分。即使天热食欲不佳时，也要注意营养均衡，以防抵抗力下降。

支气管炎

支气管炎是由病毒和细菌反复感染，发生于气管、支气管黏膜及其周围组织的一种炎症，以长期咳嗽、咯痰、气喘、呼吸困难为主要特征。该病分为急性支气管炎和慢性支气管炎，前者多为外感而起，后者多由内伤所致。刮拭相应穴位，可以宣肺理气，缓解支气管炎。

基础穴位

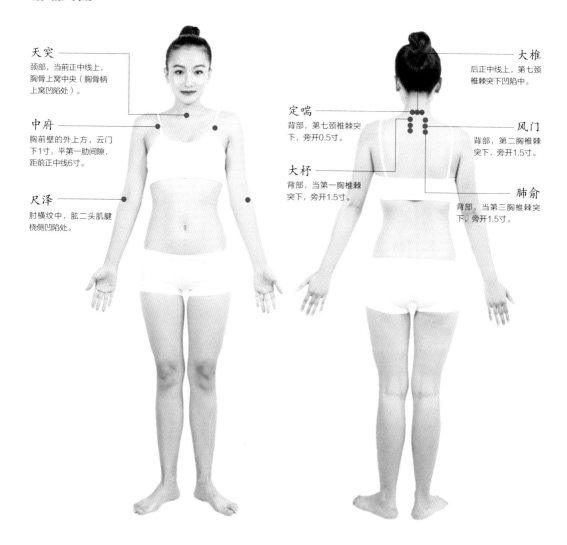

天突
颈部，当前正中线上，胸骨上窝中央（胸骨柄上窝凹陷处）。

中府
胸前壁的外上方，云门下1寸，平第一肋间隙，距前正中线6寸。

尺泽
肘横纹中，肱二头肌腱桡侧凹陷处。

大椎
后正中线上，第七颈椎棘突下凹陷中。

定喘
背部，第七颈椎棘突下，旁开0.5寸。

大杼
背部，当第一胸椎棘突下，旁开1.5寸。

风门
背部，第二胸椎棘突下，旁开1.5寸。

肺俞
背部，当第三胸椎棘突下，旁开1.5寸。

基础操作

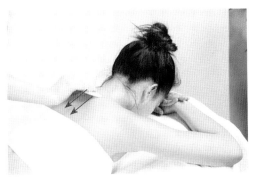

刮拭大椎、定喘、大杼、风门、肺俞
用面刮法从大椎穴刮至定喘穴、大杼穴、风门穴再到肺俞穴，自上而下，依次顺刮。

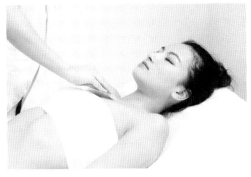

刮拭天突
用刮痧板边缘着力于天突穴，施以旋转回环的连续刮拭动作30次，至皮肤出痧为止。

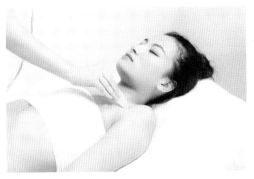

刮拭中府
用刮痧板边缘着力于中府穴，施以旋转回环的连续刮拭动作30次，至皮肤出痧为止。

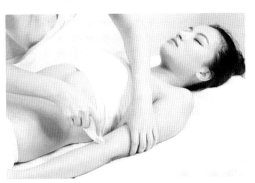

刮拭尺泽
用角刮法刮拭尺泽穴30次，先左后右，力度由轻到重，刮至皮肤出现痧痕为止。

小穴位，大疗效

支气管炎最大特点是病程较长、反复感染。病因病机复杂，其内在因素与脏腑有关。在中医看来，是机体时有外邪侵袭、体内正气较为虚弱导致。

依照中医"急者治其标，缓者治其本"的原则，病变发作期，可先取大椎、定喘、大杼、风门、肺俞等穴宣肺止咳、行气化痰。

病变趋于稳定时，可取天突、中府、尺泽、太渊、合谷、丰隆等穴，健脾益气，运化痰湿，以增强机体的免疫功能。

辨证刮痧

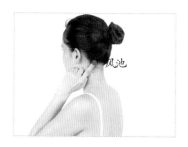

【风寒袭肺】

主要症状： 痰清白或黏，胸满腹胀，咳嗽声重，肢体酸软。

对证加穴：风池（平肝熄风、通利官窍）、风府（理气解郁、通利开窍）。

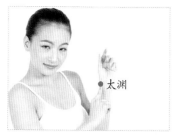

【风热犯肺】

主要症状： 痰黄或绿，黏稠脓性或带血，胸满气短，大便干，小便黄。

对证加穴：太渊（止咳化痰）、曲池（清热和营）。

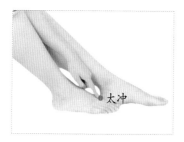

【痰湿蕴肺】

主要症状： 病程较长，咳声重浊，痰多黏稠，痰色稀白或灰暗，伴胸闷、腹胀、食少、大便时溏稀、疲倦。

对证加穴：太冲（清利下焦）、行间（清热熄风）。

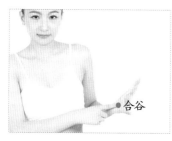

【肺肾阴虚】

主要症状： 干咳无痰或少痰，痰黏稠似盐粒，不易咳出。常动则气短。伴口干咽燥，五心烦热，潮热盗汗，头晕目眩，腰肢酸软。

对证加穴：合谷（宣肺理气）、神阙（通经行气）。

∽ 李志刚教授提醒 ∽

　　支气管炎发病以冬春季节为主，应注意防寒保暖，切忌疲劳，戒除烟酒，饮食应富有营养而易于消化。保持室内阳光充足和空气流通。进行耐寒的锻炼，因为寒冷容易引发感冒，而感冒也是诱发支气管炎的因素之一，支气管炎患者的耐寒锻炼应从夏季开始，当然需量力而行。

哮喘

哮喘是一种常见的气道慢性炎症性疾病，主要特征是具有多变和复发的症状、可逆性气流阻塞和支气管痉挛。常常表现为喘息、气促、咳嗽、胸闷等症状突然发生。这些症状经常在患者接触烟雾、香水、油漆、灰尘、宠物、花粉等刺激性气体或变应原之后发作。刮痧相应穴位，可以疏理气血，缓解哮喘。

基础穴位

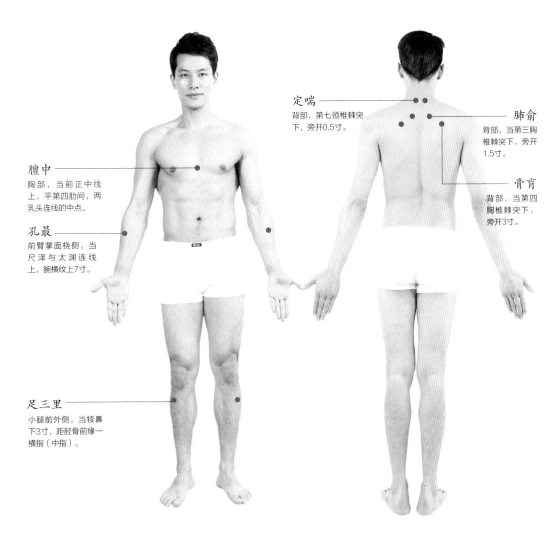

定喘
背部，第七颈椎棘突下，旁开0.5寸。

肺俞
背部，当第三胸椎棘突下，旁开1.5寸。

膻中
胸部，当前正中线上，平第四肋间，两乳头连线的中点。

孔最
前臂掌面桡侧，当尺泽与太渊连线上，腕横纹上7寸。

膏肓
背部，当第四胸椎棘突下，旁开3寸。

足三里
小腿前外侧，当犊鼻下3寸，距胫骨前缘一横指（中指）。

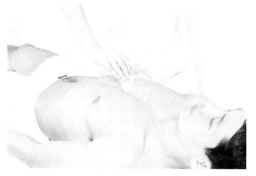

刮拭膻中
用角刮法刮拭膻中穴30次，可不出痧。

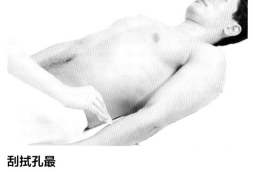

刮拭孔最
用刮痧板厚边棱角面侧刮拭孔最穴30次，以出痧为度。

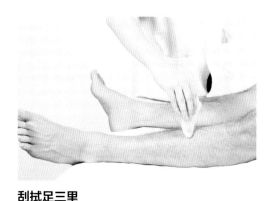

刮拭足三里
用刮痧板厚边棱角刮拭足三里穴30次，以出痧为度。

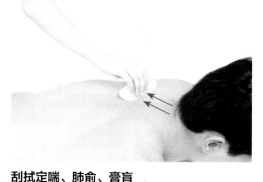

刮拭定喘、肺俞、膏肓
用刮痧板厚边棱角面斜刮定喘穴经肺俞穴至膏肓穴30次，从上往下，以出痧为度。

小穴位，大疗效

①

中医学认为哮喘主要因宿痰伏肺，遇诱因或感受风邪而引发，以致痰阻气道，肺气宣降功能失常。从解剖角度看，哮喘是由于气道挛急所致。

②

病初在肺，多属实证，若反复发作，则致脾、肺、肾、心诸脏俱虚。取肺俞、膏肓调理肺脏机能，止哮平喘；膻中为气之会穴，宽胸理气、舒展气机。

③

孔最为肺经郄穴，肃肺化痰、降逆平喘；定喘为止哮平喘之经验效穴。足三里补益心气。诸穴合用可收降气化痰、止哮平喘之功。

辨证刮痧

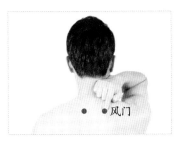

【风寒外袭】

主要症状：喉中哮鸣如水鸡声，痰多色白，痰质稀薄或多泡沫。

对证加穴：风门（宣通肺气、清热止痛）、合谷（镇静止痛、通经活经）。

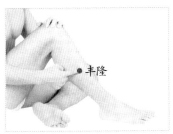

【痰热阻肺】

主要症状：喉中痰鸣如吼，呼吸气粗，痰色黄或白，痰质黏稠，口渴，便秘。

对证加穴：丰隆（健脾祛湿、化痰）、曲池（清热和营、降逆活络）。

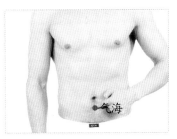

【肺气虚】

主要症状：喉中痰鸣，动则加剧，咳声低怯，喘促气短，痰稀，疲倦乏力。

对证加穴：气海（益气助阳）、膻中（清肺宽胸）。

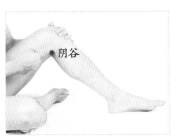

【肾气虚】

主要症状：气息短促，呼多吸少，稍一活动哮喘就加重，伴耳鸣、腰膝酸软。

对证加穴：阴谷（理气止痛）、关元（培补下元）。

～ 李志刚教授提醒 ～

哮喘的治疗在急性发作期以控制症状为主。在缓解期以扶助正气、提高抗病能力、控制或延缓急性发作为主。平时积极锻炼身体，增强体质，提高抗病能力。认真查找过敏源，避免接触过敏源而诱发。防寒保暖，力戒烟酒，不吃或少食肥甘厚腻之品及海腥发物。

慢性咽炎

慢性咽炎是较常见的一种呼吸道疾病，多见于成年人，病程长，容易复发。临床主要表现多种多样，如咽部不适感、异物感、痒感、灼热感、干燥感或刺激感，还可伴有微痛等。主要由其分泌物及肥大的淋巴滤泡刺激所致。可有咳嗽、恶心等反应。

基础穴位

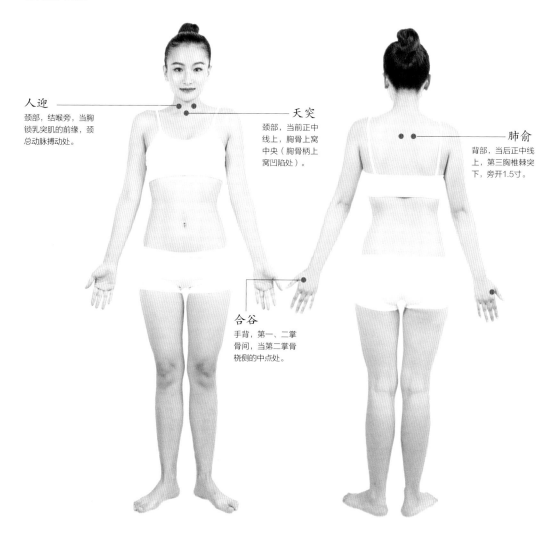

人迎
颈部，结喉旁，当胸锁乳突肌的前缘，颈总动脉搏动处。

天突
颈部，当前正中线上，胸骨上窝中央（胸骨柄上窝凹陷处）。

肺俞
背部，当后正中线上，第三胸椎棘突下，旁开1.5寸。

合谷
手背，第一、二掌骨间，当第二掌骨桡侧的中点处。

基础操作

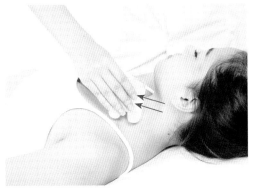

刮拭人迎

用面刮法自上往下刮拭人迎穴1～3分钟，力度微轻，以潮红出痧为度。

刮拭合谷

用角刮法刮拭合谷穴1～3分钟，力度微轻，以潮红出痧为度。

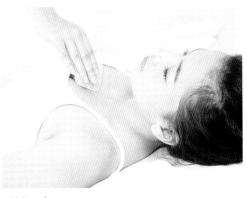

刮拭天突

用角刮法刮拭天突穴1～3分钟，力度适中，以潮红为度。

刮拭肺俞

用面刮法刮拭肺俞穴1～3分钟，力度均匀，以潮红出痧为度。

小穴位，大疗效

　　慢性咽炎属中医学"慢喉痹"范畴，病位在咽，与肺、肾有关，多因素体肺肾阴虚，虚火上炎、灼伤阴津；或风热喉痹反复发作，余邪留滞，伤津耗液，使咽喉失于濡养；大声呼号，用嗓不当，耗气伤阴，损及咽喉脉络；气血痰瘀互结而致。人迎利咽散结、理气平喘；天突位于咽喉局部，清利咽喉作用力强；合谷镇静止痛、通经活经。诸穴合用，共奏理气利咽之效。

～ 李志刚教授提醒 ～

　　慢性咽炎较难治愈，需坚持治疗；注意在治疗咽喉部及邻近组织的慢性疾病期间，应忌食辛辣香燥刺激之品，力戒烟酒，尽量避免接触粉尘、刺激性气味的气体。在寒冷干燥季节应注意保护嗓子，建议出门戴口罩；平常可用罗汉果或菊花、青橄榄泡水代茶饮，加强对咽喉的保养。

胸闷

胸闷是一种自觉胸部闷胀及呼吸不畅的主观感觉，轻者可能是神经官能性的，即心脏、肺的功能失去调节引起的，经西医诊断无明显的器质性病变。严重者为心肺二脏的疾患引起，可由冠心病、心肌供血不足或慢支炎、肺气肿、肺心病等导致。

基础穴位

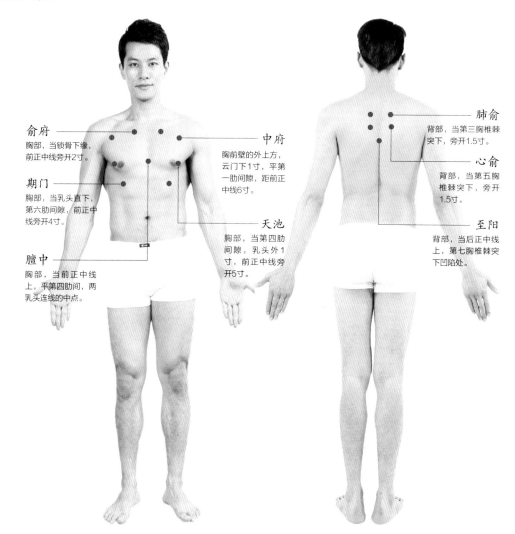

俞府
胸部，当锁骨下缘，前正中线旁开2寸。

期门
胸部，当乳头直下，第六肋间隙，前正中线旁开4寸。

膻中
胸部，当前正中线上，平第四肋间，两乳头连线的中点。

中府
胸前壁的外上方，云门下1寸，平第一肋间隙，距前正中线6寸。

天池
胸部，当第四肋间隙，乳头外1寸，前正中线旁5寸。

肺俞
背部，当第三胸椎棘突下，旁开1.5寸。

心俞
背部，当第五胸椎棘突下，旁开1.5寸。

至阳
背部，当后正中线上，第七胸椎棘突下凹陷处。

基础操作

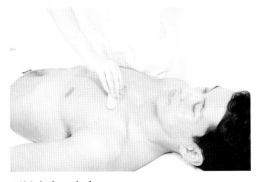

刮拭俞府、中府

用刮痧板角部刮拭俞府穴、中府穴各30次，以出痧为度。

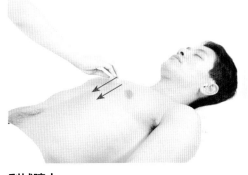

刮拭膻中

用角刮法从上往下刮拭膻中穴30次，以出痧为度。

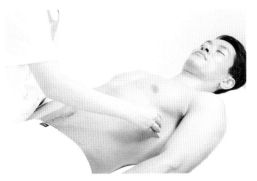

刮拭期门、天池

用角刮法分别刮拭期门穴、天池穴30次，以出痧为度。

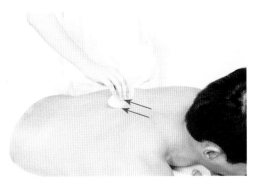

刮拭肺俞、心俞、至阳

用面刮法从上往下刮拭肺俞穴经心俞穴至至阳穴30次，以出痧为度。

小穴位，大疗效

胸闷是由于湿热或痰湿之邪阻滞中焦，邪气扰及胸中所致。中医认为心主血脉，一切与血脉相关的疾病都与心有关系。胸闷也是如此。

②

病位在心，可选胸腹部穴位治疗。俞府穴有止咳平喘之功；中府穴清泻肺热；期门穴疏肝健脾、理气活血；天池穴、膻中穴活血通络、清肺宽胸。

配以背部俞穴，疗效会更佳。肺俞穴调补肺气、祛风止痛；心俞穴宽胸理气、通络安神；至阳穴安和五脏。诸穴合用，共奏疏肝解郁、宽胸理气之效。

辨证刮痧

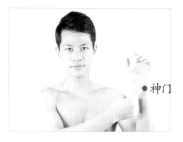

【肝气郁滞】

主要症状： 胸闷不舒，常叹息以呼出为快，伴有胁痛，头目眩晕，口苦，咽干，或寒热往来，情绪急躁易怒，或妇女月经不调。

对证加穴：神门（宁心安神）、肝俞（疏肝利胆）。

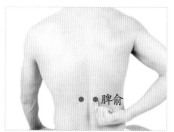

【心脾两虚】

主要症状： 心悸头晕，面无血色，倦怠乏力。

对证加穴：脾俞（利湿升清）、足三里（燥化脾湿）。

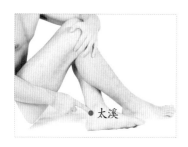

【阴虚火旺】

主要症状： 心悸不宁，心烦少寐，头晕目眩，手足心热，耳鸣腰酸。

对证加穴：太溪（补益肾气）、肾俞（益肾助阳）。

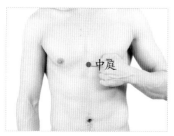

【心血瘀阻】

主要症状： 心悸胸闷，或伴气短乏力，心痛时作，或见情志抑郁，胸胁刺痛，唇甲青紫。

对证加穴：中庭（宽胸理气）、膈俞（养血和营）。

～ 李志刚教授提醒 ～

患者需按医生嘱咐吃药，服药要遵医嘱，尤其是伴心律失常的患者，不可自行增加或减少药量。避免大波动的情绪变化。可以适当地做一些运动，例如慢跑、跳绳、蹲起就是不错的选择。定期体检，预防心脑血管疾病。

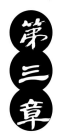

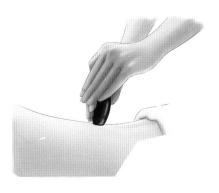

刮痧调脾胃，
肠胃病一扫光

脾主运化，喜燥恶湿，代胃行起津液，其气以升为顺；胃主受纳、腐熟水谷，喜湿恶燥，以通降为顺。脾胃的病症主要与饮食有关，还应包括肠道病变在内。凡饮食不洁或不节，饥饱失常、寒热不当、辛辣刺激等因素，都足以影响脾胃的和降功能，以致发生呕吐、胃痛、消化不良、腹泻等病症。

呕吐

呕吐是临床常见病症，既可单独为患，亦可见于多种疾病，是机体的一种防御反射动作。可分为三个阶段，即恶心、干呕和呕吐，恶心常为呕吐的前驱症状，表现为上腹部特殊不适感，常伴有头晕、流涎。刮拭相应穴位，可以通调胃气，防治呕吐。

基础穴位

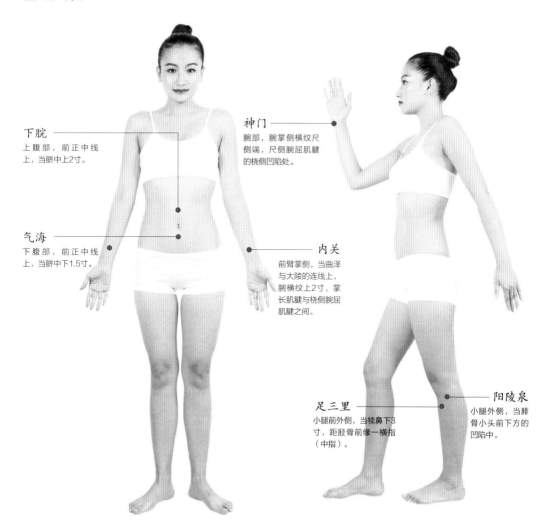

下脘
上腹部，前正中线上，当脐中上2寸。

气海
下腹部，前正中线上，当脐中下1.5寸。

神门
腕部，腕掌侧横纹尺侧端，尺侧腕屈肌腱的桡侧凹陷处。

内关
前臂掌侧，当曲泽与大陵的连线上，腕横纹上2寸，掌长肌腱与桡侧腕屈肌腱之间。

足三里
小腿前外侧，当犊鼻下3寸，距胫骨前缘一横指（中指）。

阳陵泉
小腿外侧，当腓骨小头前下方的凹陷中。

基础操作

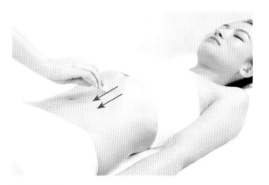

刮拭下脘

用刮痧板角部自上而下刮拭下脘穴30次，力度适中，速度适中，以出痧为度。

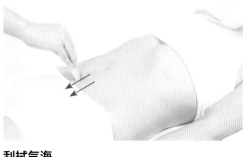

刮拭气海

用刮板角部自上而下刮拭气海穴30次，力度适中，速度适中，以出痧为度。

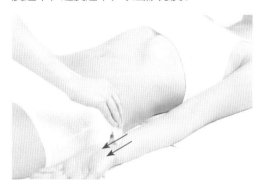

刮拭内关、神门

用角刮法重刮内关穴至神门穴30次，自上而下刮拭，力度微重，以出痧为度。

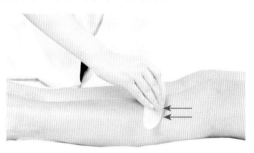

刮拭足三里、阳陵泉

用面刮法重刮阳陵泉穴至足三里穴30次，力度微重，速度适中，可不出痧。

小穴位，大疗效

呕吐的病因有很多，但无外乎虚实两端，虚者因胃腑自虚，胃失和降；实者因外邪、饮食、痰饮、郁气、瘀血等邪气犯胃，胃气上逆。

呕吐基本病机是胃失和降，胃气上逆。病变在胃，病变脏腑除胃外，还与脾、肝有关，虚证多涉及到脾，实证常责之于肝。

选择上脘、气海，能通调胃气，和胃止呕；内关、神门可以理气降逆；足三里、阳陵泉，"合治内腑"，以通调腑气、降逆止呕。

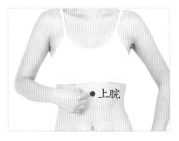

【寒邪客胃】

主要症状： 呕吐清水，饭后很久后仍见呕吐。

对证加穴： 上脘（和胃降逆）、胃俞（和胃降逆）。

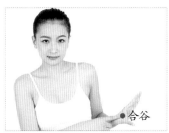

【热邪内蕴】

主要症状： 食入即吐，呕吐物酸苦热臭。

对证加穴： 合谷（通经活经）、天枢（调理胃肠）。

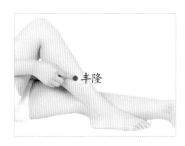

【痰饮内阻】

主要症状： 呕吐痰涎，腹胀，可伴大便不畅。

对证加穴： 丰隆（健脾祛湿）、膻中（清肺宽胸）。

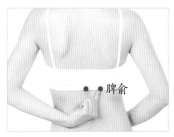

【脾胃虚寒】

主要症状： 泛吐清水，时作时止，大便不成形。

对证加穴： 脾俞（健脾和胃）、上巨虚（调和肠胃）。

～ 李志刚教授提醒 ～

刮痧治疗各种原因引起的呕吐效果良好，对上消化道严重阻塞、癌肿引起的呕吐以及脑源性呕吐，除用刮痧止呕外，还应高度重视原发病的治疗。平时宜注意饮食调理，忌暴饮暴食，少食肥甘厚味及生冷、辛辣食物，以免损伤胃气。

胃痛

胃痛指的是上腹胃脘部近心窝处发生疼痛的消化道疾病。暴饮暴食、大量饮酒、经常嗜食辛辣，以及各种消化道疾病，都可导致胃脘部疼痛。引起胃痛的疾病有很多，常见的有急、慢性胃炎，胃、十二指肠溃疡，胃下垂，胰腺炎，胆囊炎及胆石症等。经常胃痛的人，每天刮拭相应穴位，会使疼痛感逐渐消失，胃动力逐渐增强。

基础穴位

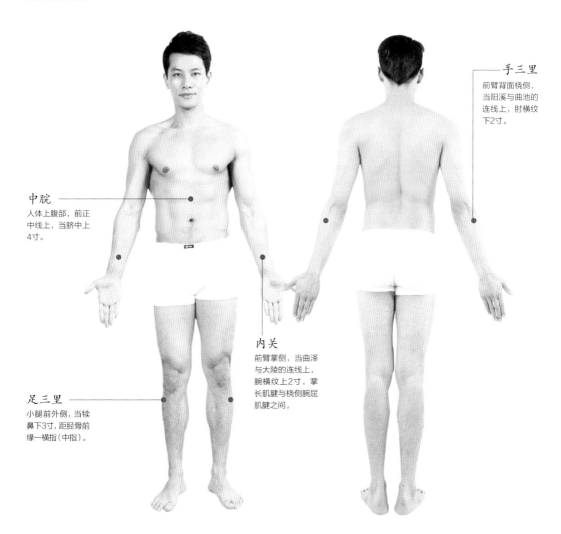

手三里
前臂背面桡侧，当阳溪与曲池的连线上，肘横纹下2寸。

中脘
人体上腹部，前正中线上，当脐中上4寸。

内关
前臂掌侧，当曲泽与大陵的连线上，腕横纹上2寸，掌长肌腱与桡侧腕屈肌腱之间。

足三里
小腿前外侧，当犊鼻下3寸，距胫骨前缘一横指（中指）。

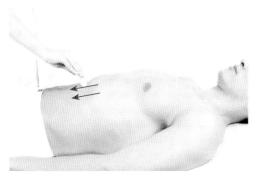

刮拭中脘

用角刮法由上向下刮拭中脘穴30次，力度轻柔，可不出痧。

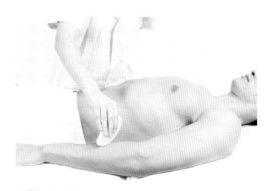

刮拭手三里

以刮痧板厚边棱角边侧为着力点，刮拭手三里穴30次，力度适中，以微微出痧即可。

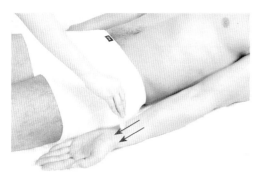

刮拭内关

用角刮法由上向下刮拭内关穴30次，以出痧为度。

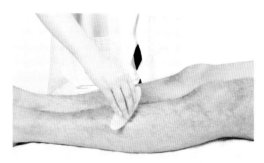

刮拭足三里

以面刮法重刮足三里穴30次，以出痧为度。

小穴位，大疗效

胃痛的病位在胃，无论是胃腑本身的原因还是其他脏腑的病变影响到胃腑，均可使胃络不通或胃失濡养而导致胃痛。多由寒邪客胃、饮食伤胃、肝气犯胃、脾胃虚弱等病因引发。

治疗胃痛，首先应当行气止痛。胃俞穴可和胃降逆；中脘可健脾化湿；天枢、手三里可调理胃肠；内关理气止痛；足三里是常用的保健穴位之一。

将胃脘部近端取穴与远端循经取穴相结合，以快速缓解胃痉挛。凡胃脘疼痛，不论其寒热虚实，均可用之通调腑气，和胃止痛。

辨证刮痧

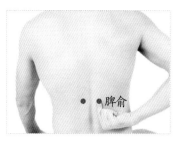

【寒邪客胃】

主要症状： 胃脘疼痛剧烈，畏寒喜暖，局部热敷痛减，口不渴或喜热饮。

对证加穴：脾俞（健脾和胃）、胃俞（和胃降逆）。

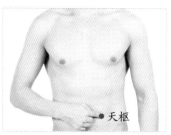

【饮食停滞】

主要症状： 胃脘胀闷，甚则疼痛，打嗝反酸，呕吐不消化食物，吐后痛减，或大便不爽。

对证加穴：天枢（调理胃肠）、大肠俞（理气降逆）。

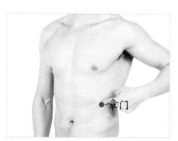

【肝气犯胃】

主要症状： 胃脘胀满，阵发胀痛，痛及两胁，打嗝嗳气，大便不畅。

对证加穴：章门（疏肝健脾）、期门（理气活血）。

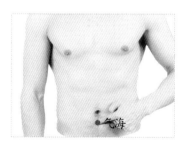

【脾胃虚寒】

主要症状： 胃部隐隐作痛，吐清水，喜暖喜按，手足不温，大便溏薄。

对证加穴：气海（益气助阳）、关元（固本培元）。

～ 李志刚教授提醒 ～

　　饮食调理、生活规律和精神调节对胃痛的康复具有重要意义，饮食宜定时、定量，勿过饥、过饱；忌生冷、刺激性食物；力戒烟酒；保持心情舒畅。

　　胃痛症候有时可与肝胆疾患、胰腺炎、心肌梗塞等有相似的临床表现，需注意鉴别，以免延误病情。

消化不良

消化不良是由胃动力障碍所引起的疾病，也包括胃蠕动不好的胃轻瘫和食道反流病。其主要表现为上腹痛、早饱、腹胀、嗳气等。长期的消化不良易导致肠内平衡被打乱，出现腹泻、便秘、腹痛和胃癌等，所以消化不良者平常要注意自己的饮食习惯，不宜食用油腻、辛辣、刺激的食物。

基础穴位

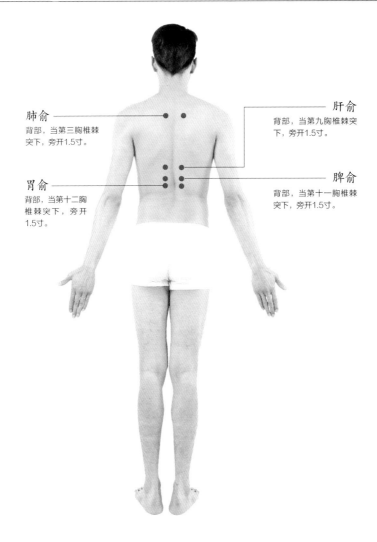

肺俞
背部，当第三胸椎棘
突下，旁开1.5寸。

肝俞
背部，当第九胸椎棘突
下，旁开1.5寸。

胃俞
背部，当第十二胸
椎棘突下，旁开
1.5寸。

脾俞
背部，当第十一胸椎棘
突下，旁开1.5寸。

基础操作

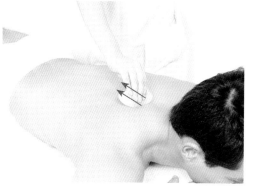

刮拭肺俞、肝俞

用面刮法从肺俞穴刮至肝俞穴，由上至下，中间不宜停顿，一次刮完，常规刮拭30次，至皮肤发红，皮下紫色痧斑、痧痕形成为止。

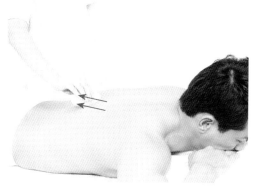

脾俞、胃俞

用面刮法从脾俞穴刮至胃俞穴，由上至下，中间不宜停顿，一次刮完，常规刮拭30次，至皮肤发红，皮下紫色痧斑、痧痕形成为止。

小穴位，大疗效

　　人体的消化吸收功能，主要是由脾胃和小肠所承担的，因而脾气虚弱，或脾阳不振，或肝脾不和，都会造成人的消化不良。所以治疗该病重在行气助运或益气健脾。肺俞穴调补肺气、祛风止痛；肝俞穴疏肝利胆、降火止痉；脾俞穴健脾和胃、利湿升清；胃俞穴和胃降逆、健脾助运。刮痧以上穴位，配伍运用，可以暖腹温胃，促进食物的消化与代谢。

～ 李志刚教授提醒 ～

　　出现消化不良症状后，忌食荤腥、油腻、海味等不易消化的食物，也不宜吃较多的甜品或冰激凌一类的食物，需以清淡饮食为主，维持1～2天即可使胃肠道清除消化不良的食物残渣，从而使消化机能康复。

打嗝

　　打嗝，中医称之为呃逆，指气从胃中上逆，喉间频频作声，声音急而短促，是生理上常见的一种现象，由膈痉挛收缩引起。呃逆的原因有多种，一般病情不重，可自行消退。刮痧相应穴位，可以有效防治打嗝。

基础穴位

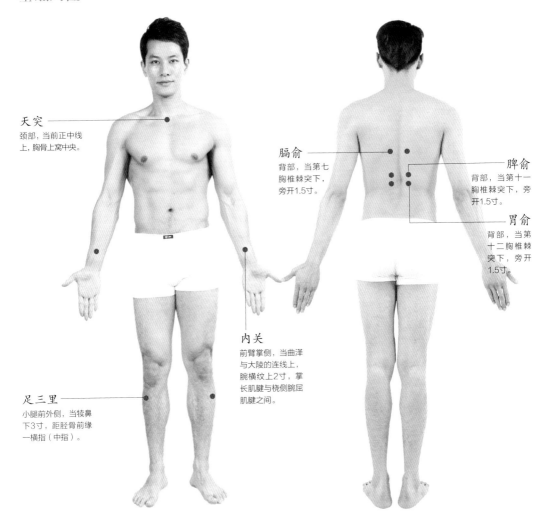

天突
颈部，当前正中线上，胸骨上窝中央。

足三里
小腿前外侧，当犊鼻下3寸，距胫骨前缘一横指（中指）。

内关
前臂掌侧，当曲泽与大陵的连线上，腕横纹上2寸，掌长肌腱与桡侧腕屈肌腱之间。

膈俞
背部，当第七胸椎棘突下，旁开1.5寸。

脾俞
背部，当第十一胸椎棘突下，旁开1.5寸。

胃俞
背部，当第十二胸椎棘突下，旁开1.5寸。

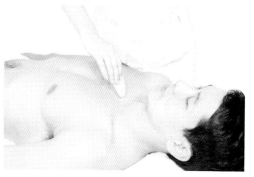

刮拭天突

用刮痧板角部着力于天突穴，施以旋转回环的连续刮拭动作30次。

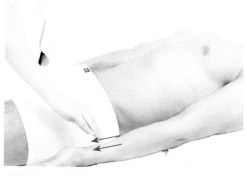

刮拭内关

用角刮法重刮内关穴30次，由上至下，中间不宜停顿，一次刮完，以出痧为度。

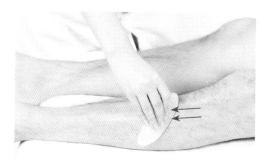

刮拭足三里

用面刮法从上往下刮拭足三里穴30次，力度轻柔，可不出痧。

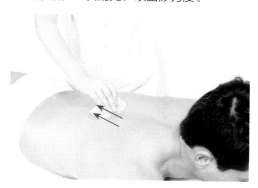

刮拭膈俞、脾俞、胃俞

用面刮法从膈俞穴经脾俞穴刮至胃俞穴，从上至下重刮30次，以出痧为度。

小穴位，大疗效

本病病位在膈，基本病机为气逆动膈。凡上、中、下三焦诸脏腑气机上逆或冲气上逆均可动膈而致打嗝。如上焦肺气或虚或郁，失于肃降；中焦胃气失于和降；下焦肝气郁结等。

不论何种打嗝，均可用膈俞利膈止呃；内关穴通阴维脉，可宽胸利膈，畅通三焦气机，为降逆要穴。

中脘和足三里和胃降逆，不论胃腑寒热虚实所致胃气上逆动膈者用之均宜；天突位于咽喉，可利咽止呃。诸穴合用，共奏理气降逆之功，使气调则呃止。

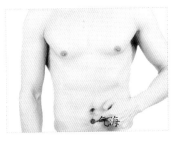

【胃中寒冷】

主要症状：嗝声沉缓有力，膈间及胃脘不舒，得热则减，遇寒加重，食欲不振。

对证加穴：气海（调气机、益元气）、膀胱经（理气血、调肠腑）。

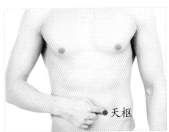

【胃中燥热】

主要症状：嗝声洪亮有力，冲逆而出，口渴便秘，面赤烦躁，喜冷恶热。

对证加穴：天枢（调理胃肠）、足三里（生发胃气）。

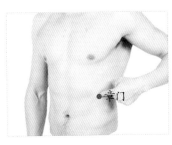

【气郁痰阻】

主要症状：打嗝阵发，胸胁胀闷，常因情志不畅而诱发或加重，时有恶心，饮食不下。

对证加穴：章门（理气散结）、期门（疏肝健脾）。

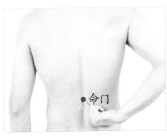

【脾肾阳虚】

主要症状：嗝声低沉无力，气不得续，面色苍白，手足不温，食少困倦，腰酸乏力。

对证加穴：命门（补肾壮阳）、腰阳关（除湿降浊）。

〜 李志刚教授提醒 〜

在使用刮痧疗法止呃逆的同时，对于反复发作的慢性、顽固性呃逆，应积极查明并治疗引起呃逆的原发病。年老体弱和慢性久病患者出现呃逆，往往是胃气衰败、病情加重的征象，刮痧疗效欠佳。

腹泻

腹泻是大肠疾病最常见的一种症状，是指排便次数明显超过日常习惯的排便次数，粪质稀薄，水分增多，每日排便总量超过200克。腹泻主要分为急性与慢性，急性腹泻发病时间为1~2周，但慢性腹泻发病时间则在2个月以上，多由肛肠疾病所引起。刮拭相应穴位可以调整胃肠气机，健脾补肾，辅助治疗各种原因引起的腹泻。

基础穴位

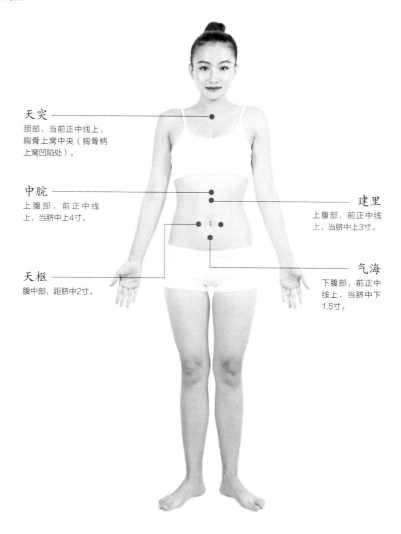

天突
颈部，当前正中线上，胸骨上窝中央（胸骨柄上窝凹陷处）。

中脘
上腹部，前正中线上，当脐中上4寸。

天枢
腹中部，距脐中2寸。

建里
上腹部，前正中线上，当脐中上3寸。

气海
下腹部，前正中线上，当脐中下1.5寸。

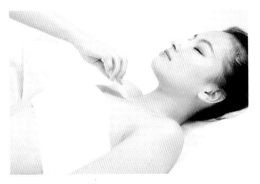

刮拭天突

以刮痧板厚边棱角为着力点，刮颈部天突穴30次，力度适中，可不出痧。

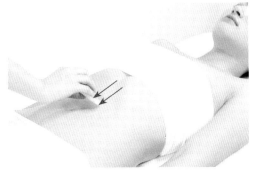

刮拭中脘、建里

以刮痧板边缘为着力点，刮拭中脘穴至建里穴30次，由上向下刮，以出痧为度。

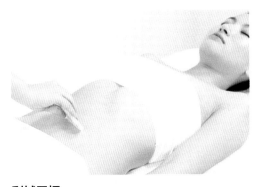

刮拭天枢

用面刮法刮拭天枢穴30次，以出痧为度。

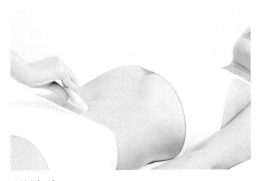

刮拭气海

用面刮法刮拭气海穴30次，以出痧为度。

小穴位，大疗效

中医认为腹泻发生的主要原因，不是外感湿浊之邪，就是体内水湿不化。人体中运化水湿最重要的脏器就是脾、胃与小肠。

腹泻的病位在肠，但关键病变脏腑在脾胃，此外尚与肝、肾有密切关系。无论是什么脏腑的病变影响到肠腑，均可导致腹泻。

故治疗腹泻时，可取天突、中脘、建里、天枢、气海等穴，刮痧治疗可以运化水湿、健脾和胃。

辨证刮痧

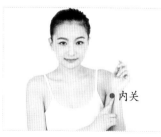

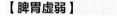

【脾胃虚弱】

主要症状： 大便时溏时泻，迁延反复，伴有不消化食物，饮食减少，食后脘闷不舒，面色萎黄，神疲倦怠。

对证加穴：内关（理气止痛）、足三里（燥化脾湿）。

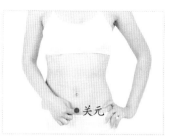

【脾肾阳虚】

主要症状： 脐周肠鸣作痛，泻后痛减，以黎明前腹泻为特点，腰酸肢冷，腹部畏寒。

对证加穴：胃俞（和胃降逆）、关元（导赤通淋）。

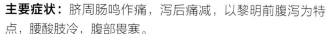

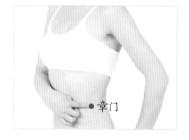

【肝气乘脾】

主要症状： 泄泻每因精神因素、情绪波动而诱发，平时可有腹痛肠鸣，胸胁胀闷。

对证加穴：章门（疏肝健脾）、期门（理气活血）。

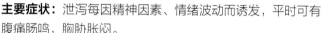

【肠腑湿热】

主要症状： 腹痛即泻，泻下急迫，大便黄褐臭秽，肛门灼热，发热，腹痛拒按。

对证加穴：合谷（清利湿热）、下巨虚（通调腑气）。

～ 李志刚教授提醒 ～

急性腹泻时，应及时就医诊断，并查明病因；慢性腹泻，要提高肠胃消化功能和免疫功能，不要暴饮暴食、大鱼大肉，不要吃太多辛辣食物，加强运动，饮食要有规律等；若患急性胃肠炎或溃疡性结肠炎等因腹泻频繁而出现脱水现象者，应适当配合输液治疗。

腹胀

腹胀是一种常见的消化系统症状，引起腹胀的原因主要见于胃肠道胀气、各种原因所致的腹水、腹腔肿瘤等。正常人胃肠道内可有少量气体，约150毫升，当咽入胃内空气过多或因消化吸收功能不良时，胃肠道内产气过多，而肠道内的气体又不能从肛门排出体外时，则可导致腹胀。

基础穴位

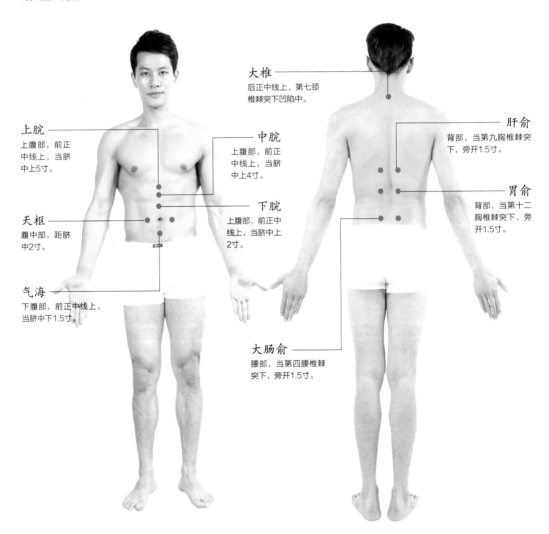

上脘
上腹部，前正中线上，当脐中上5寸。

天枢
腹中部，距脐中2寸。

气海
下腹部，前正中线上，当脐中下1.5寸。

中脘
上腹部，前正中线上，当脐中上4寸。

下脘
上腹部，前正中线上，当脐中上2寸。

大椎
后正中线上，第七颈椎棘突下凹陷中。

肝俞
背部，当第九胸椎棘突下，旁开1.5寸。

胃俞
背部，当第十二胸椎棘突下，旁开1.5寸。

大肠俞
腰部，当第四腰椎棘突下，旁开1.5寸。

基础操作

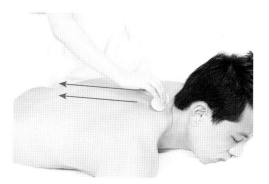

刮拭大椎、肝俞、胃俞、大肠俞

用面刮法从大椎穴刮至大肠俞穴，途经肝俞穴、胃俞穴，刮30次，至出痧为止。

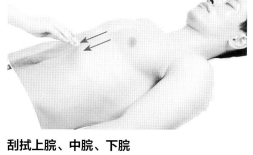

刮拭上脘、中脘、下脘

用面刮法从上脘穴经中脘穴刮至下脘穴，从上至下重刮30次，以出痧为度。

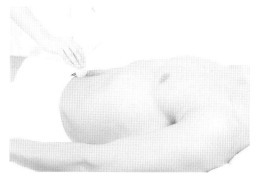

刮拭天枢

用刮痧板角部着力于天枢穴，施以旋转回环的连续刮拭动作30次。

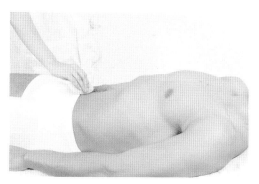

刮拭气海

用刮痧板角部着力于气海穴，施以旋转回环的连续刮拭动作30次。

小穴位，大疗效

① "腹胀者，由阳气外虚、阴气内积故也。阳气外虚受风冷邪气，风冷，阴气也。冷积于府脏之间不散，与脾气相壅，虚则胀，故腹满而气微喘。"

② 大椎穴、肝俞穴、胃俞穴、大肠俞穴消食导滞，疏调胃肠气机；上脘穴、中脘穴、下脘穴、天枢穴、气海穴温中散寒，疏肝理气。

③ 诸穴合用，作用于胃、肠相得益彰，共奏消食化滞、通调腑气、温中散寒之功，可以很好地缓解腹胀。

便秘

便秘是临床常见的一种复杂症状，而不是一种疾病，主要是指排便次数减少、粪便量减少、粪便干结、排便费力等。引起功能性便秘的原因有：饮食不当，如饮水过少或进食含纤维素的食物过少；生活压力过大，精神紧张；滥用泻药，对药物产生依赖形成便秘；结肠运动功能紊乱；年老体虚，排便无力等。

基础穴位

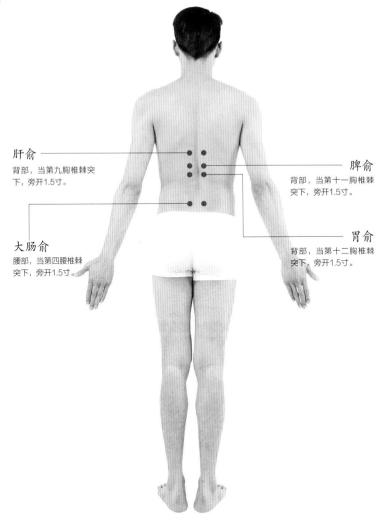

肝俞
背部，当第九胸椎棘突下，旁开1.5寸。

脾俞
背部，当第十一胸椎棘突下，旁开1.5寸。

大肠俞
腰部，当第四腰椎棘突下，旁开1.5寸。

胃俞
背部，当第十二胸椎棘突下，旁开1.5寸。

基础操作

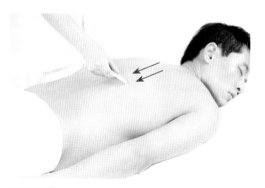

刮拭肝俞

用面刮法由上往下刮拭肝俞穴，先左后右，以出痧为度，力度轻柔，每次2分钟。

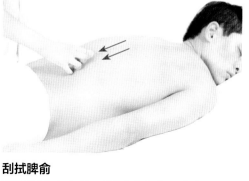

刮拭脾俞

用面刮法由上往下刮拭脾俞穴，先左后右，以出痧为度，力度轻柔，每次2分钟。

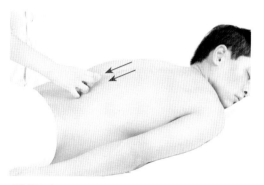

刮拭胃俞

用面刮法由上往下刮拭胃俞穴，先左后右，以出痧为度，力度轻柔，每次3分钟。

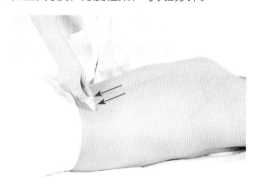

刮拭大肠俞

用面刮法由上往下刮拭大肠俞穴，先左后右，以出痧为度，力度轻柔，每次5分钟。

小穴位，大疗效

便秘就是大肠传导功能的失常，病变部位看似在肠，但它的发生与体内脾、胃、肾三脏，以及气血津液的代谢是否正常密切相关。

②

外感寒热之邪、内伤饮食情志、阴阳气血不足等均可使肠腑壅塞或肠失温润，大肠传导不利而产生便秘。

故取大肠俞穴理气降逆、调和肠胃，再加肝俞穴、脾俞穴、胃俞穴，"合治内腑"，四穴共用，通调大肠腑气。

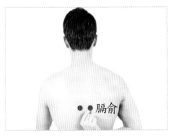

【胃肠燥热】

主要症状： 大便干结，小便短赤，腹胀腹痛，面红身热或微热，心烦口渴。

对证加穴：膈俞（养血和营）、足三里（燥化脾湿）。

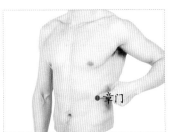

【气机郁滞】

主要症状： 大便秘结，有便意却排出困难，腹部和两胁胀满，食欲下降。

对证加穴：章门（清利湿热）、期门（理气活血）。

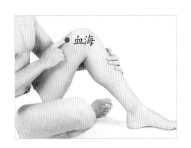

【气血亏虚】

主要症状： 大便不畅，用力才能排出，大便不干结，便后出汗；或大便秘结，面无血色，头晕目眩，心悸，唇舌色淡。

对证加穴：血海（健脾化湿）、八髎（补肾壮阳）。

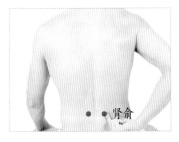

【阴寒凝结】

主要症状： 大便艰涩，难以排出，小便清长，四肢觉冷，喜热恶寒或腹中冷痛，腰脊酸冷。

对证加穴：肾俞（益肾助阳）、督脉（清热泻火）。

～ 李志刚教授提醒 ～

　　若长期便秘，很容易导致体形肥胖、色素沉淀、痔疮肛裂、大便出血、直肠肿瘤等。严重者还可出现失眠、头晕、头痛、精神萎靡或情绪烦躁。应多食用膳食纤维含量高的食物，多喝白开水，生活起居要有规律，适当进行体育活动，并养成定时排便的习惯。

痔疮

痔疮是肛门科最常见的疾病，临床上分为三种类型：位于齿线以上的为内痔，在肛门齿线外的为外痔，二者混合存在的称混合痔。外痔感染发炎或形成血栓外痔时，则局部肿痛。内痔主要表现为便后带血，重者有不同程度贫血。刮拭相应穴位，可以消肿止痛，防治痔疮。

基础穴位

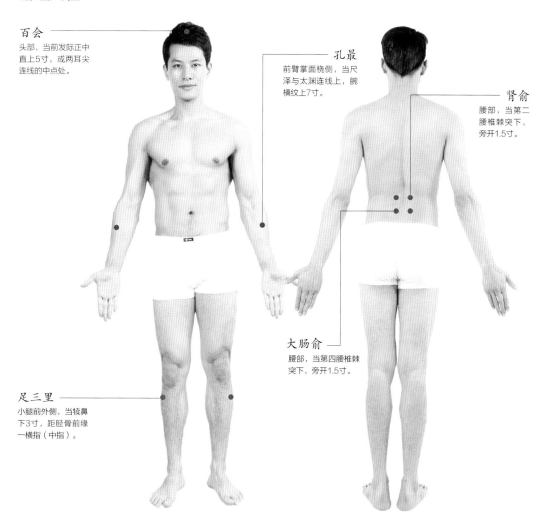

百会
头部，当前发际正中直上5寸，或两耳尖连线的中点处。

孔最
前臂掌面桡侧，当尺泽与太渊连线上，腕横纹上7寸。

肾俞
腰部，当第二腰椎棘突下，旁开1.5寸。

大肠俞
腰部，当第四腰椎棘突下，旁开1.5寸。

足三里
小腿前外侧，当犊鼻下3寸，距胫骨前缘一横指（中指）。

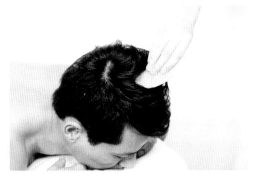

刮拭百会

用刮痧板角部着力于百会穴，当有酸胀痛感时停5~10秒，然后轻缓提起，反复10余次。

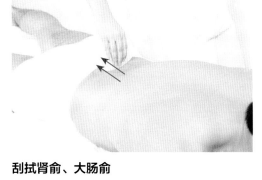

刮拭肾俞、大肠俞

用刮痧板厚边棱角面侧自上而下刮拭肾俞穴至大肠俞穴30次，刮至出痧为止。

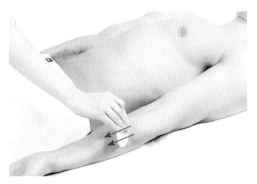

刮拭孔最

用面刮法刮拭孔最穴，从上往下刮拭1~3分钟，以潮红出痧为度。

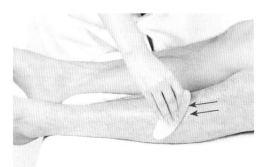

刮拭足三里

用面刮法从上往下刮拭足三里穴1~3分钟，至皮肤潮红出痧即可。

小穴位，大疗效

中医学认为痔疮多因脏腑本虚，兼久坐久立，负重远行；或长期便秘、泻痢均可导致肛肠气血不调，络脉瘀滞，蕴生湿热而成痔疾。

百会穴属督脉，位于巅顶，功擅升举下陷之气，也是"下病上取"之用；肾俞穴、足三里穴补中益气、升阳固脱。

孔最穴行气止痛；大肠俞穴通调腑气，诸穴合用，有清泻肛肠湿热、消肿止痛、凉血止血之功。

辨证刮痧

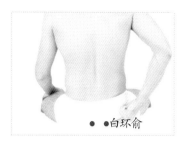

●●白环俞

【气滞血瘀】

主要症状： 肛内有肿物脱出，肛管紧缩，坠胀疼痛，甚或嵌顿，肛缘水肿，触痛明显，大便带血。

对证加穴：白环俞（益肾固精）、膈俞（养血和营）。

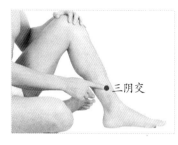

三阴交

【湿热瘀滞】

主要症状： 便血鲜红，便时肛门有肿物脱出，可自行还纳，肛门坠胀或灼热疼痛。

对证加穴：三阴交（补益肝肾）、阴陵泉（清脾理热）。

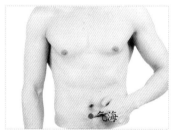

气海

【脾虚气陷】

主要症状： 便时肛内有肿物脱出，不能自行还纳，便血色淡，肛门下坠。

对证加穴：气海（益气助阳）、丰隆（健脾祛湿）。

∽ 李志刚教授提醒 ∽

痔疮患者应该注意以下几点：

①饮食尽量清淡。忌吃辛辣、油腻、刺激性食物，并且不吸烟、不喝酒、不暴饮暴食，应多喝水、多吃蔬菜水果和具有通便作用的食物。

②有条件的情况下便后用温盐水清洗肛门，能改善局部血液循环，还能达到防痔病的作用。因蹲下来的排便姿势容易诱发痔疮以致脱肛，所以建议坐便。

③长期从事久坐、久站、久蹲工作的人会加重病情以及有复发的可能性，应适当地运动，除了全身性的体育锻炼外，还需要加强局部功能的锻炼（需定时活动），比如"提肛运动"，即有规律地往上提收肛门，然后放松，一提一松。

胆结石

胆结石是指发生在胆囊内的结石所引起的疾病，是一种常见病，随年龄增长，发病率也逐渐升高，且女性明显多于男性。随着生活水平的提高、饮食习惯的改变、卫生条件的改善，我国的胆石症已由以胆管的胆色素结石为主逐渐转变为以胆囊胆固醇结石为主。

基础穴位

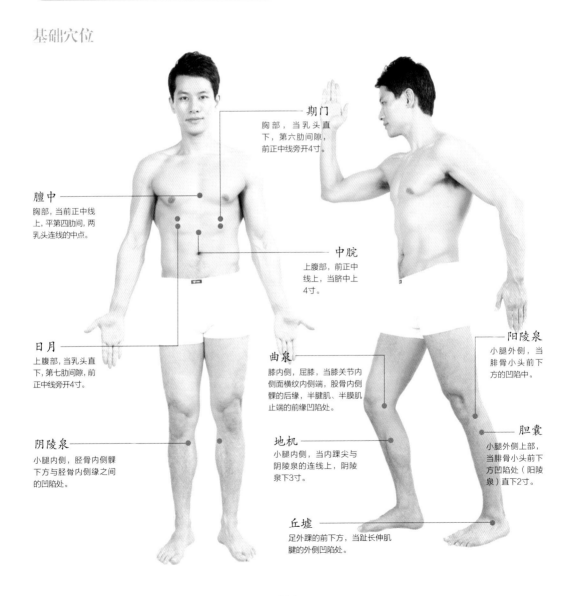

期门
胸部，当乳头直下，第六肋间隙，前正中线旁开4寸。

膻中
胸部，当前正中线上，平第四肋间，两乳头连线的中点。

中脘
上腹部，前正中线上，当脐中上4寸。

日月
上腹部，当乳头直下，第七肋间隙，前正中线旁开4寸。

曲泉
膝内侧，屈膝，当膝关节内侧面横纹内侧端，股骨内侧髁的后缘，半腱肌、半膜肌止端的前缘凹陷处。

阳陵泉
小腿外侧，当腓骨小头前下方的凹陷中。

阴陵泉
小腿内侧，胫骨内侧髁下方与胫骨内侧缘之间的凹陷处。

地机
小腿内侧，当内踝尖与阴陵泉的连线上，阴陵泉下3寸。

胆囊
小腿外侧上部，当腓骨小头前下方凹陷处（阳陵泉）直下2寸。

丘墟
足外踝的前下方，当趾长伸肌腱的外侧凹陷处。

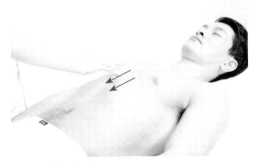

刮拭膻中、中脘

以刮痧板边侧刮拭膻中穴，再沿前正中线向下刮至中脘穴，刮20次，可不出痧。

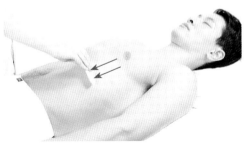

刮拭期门、日月

用面刮法从上往下刮拭期门穴至日月穴30次，手法连贯，力度适中。

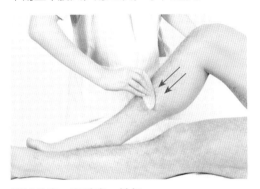

刮拭曲泉、阴陵泉、地机

用面刮法从曲泉穴经阴陵泉穴刮至地机穴，从上往下刮拭30次，以出痧为度。

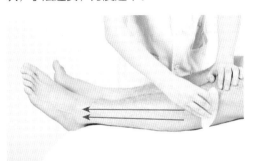

刮拭阳陵泉、胆囊、丘墟

由阳陵泉穴处沿小腿外侧向下，经胆囊穴刮至丘墟穴30次，至出痧为止。

小穴位，大疗效

中医学认为胆结石主要责之于肝、胆，又与脾、胃、肾有关。初期以气滞、血瘀、湿热为主，日久又可化热伤阴，致肝肾阴虚。

肝胆相表里，厥阴、少阳之脉同布于胁肋，日月为胆之募穴，胆囊穴为其特效穴，二穴相配，能疏理肝胆气机以助排石。

期门乃肝之母穴，位于胁下，可疏肝利胆；阳陵泉为筋之会穴、胆之下合穴，"合治内腑"，刮之可缓解痉挛、通络止痛。

慢性胃炎

　　慢性胃炎是指不同病因引起的各种慢性胃黏膜炎性病变，是一种常见病，其发病率在胃病中居首位。在临床上，大多数病人常无症状或有程度不同的消化不良症状如上腹隐痛、食欲减退、餐后饱胀、反酸等。刮拭相应穴位，可以通调胃气，防止病痛。

基础穴位

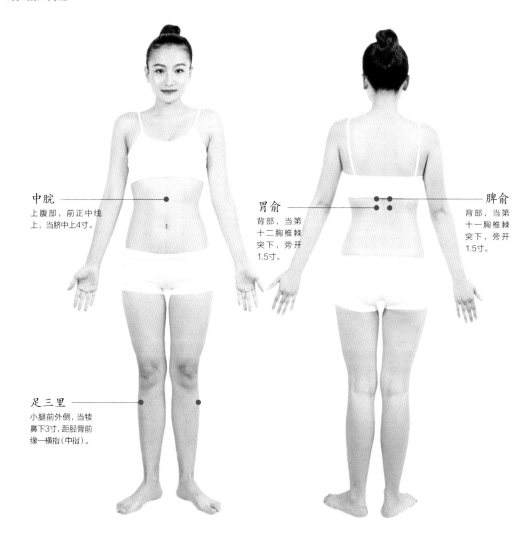

中脘
上腹部，前正中线上，当脐中上4寸。

胃俞
背部，当第十二胸椎棘突下，旁开1.5寸。

脾俞
背部，当第十一胸椎棘突下，旁开1.5寸。

足三里
小腿前外侧，当犊鼻下3寸，距胫骨前缘一横指（中指）。

基础操作

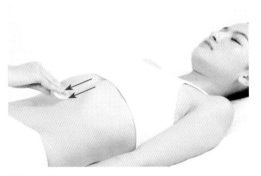

刮拭中脘

用面刮法由上至下刮拭中脘穴3～5分钟，力度适中，以出痧为度。

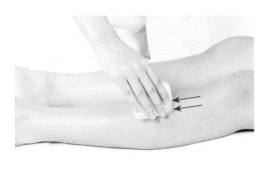

刮拭足三里

用角刮法由上至下刮拭足三里穴3～5分钟，力度微重。

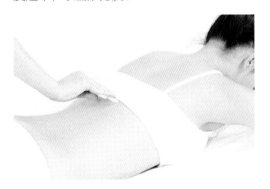

刮拭脾俞

用面刮法刮拭脾俞穴30次，手法宜轻，以出痧为度。

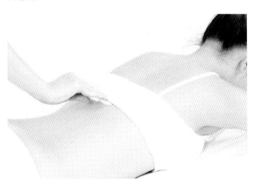

刮拭胃俞

用面刮法刮拭胃俞穴30次，手法宜轻，以出痧为度。

小穴位，大疗效

① 慢性胃炎的病位在胃，无论是胃腑本身的原因还是其他脏腑的病变影响到胃腑，均可导致胃络不通或胃失濡养而导致慢性胃炎。

② 胃属六腑，与脏相比，腑以通为顺，胃气主降，倘若胃气失与通降，就会造成气机不畅、胃脘呆滞，引发疼痛。

③ 故可取中脘穴、胃俞穴通调腑气、和胃止痛；足三里穴乃胃之下合穴；脾俞穴可健脾养胃。诸穴合用，可畅达三焦气机、和胃降逆止痛。

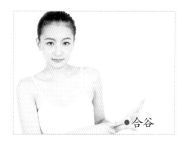

【脾胃虚寒】

主要症状：胃脘疼痛绵绵，胀满不舒、喜热、喜按、泛吐清水、神倦乏力、手足不温、大便多溏、面色苍白。

对证加穴：**手三里（调理肠胃）、合谷（镇静止痛）。**

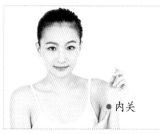

【肝胃气滞】

主要症状：胃脘痞胀、疼痛或牵引胁背，嗳气频作、口苦、恶心、泛酸。

对证加穴：**内关（理气止痛）、太冲（清利下焦）。**

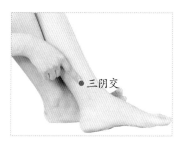

【胃阴亏虚】

主要症状：脘痛隐作，灼热不适，嘈杂似饥，食少口干，大便干燥。

对证加穴：**三阴交（补益肝肾）、太溪（补益肾气）。**

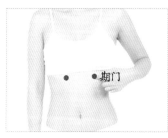

【肝气犯胃】

主要症状：胃脘胀满而痛，连及两胁，嗳气反酸，喜叹息，情绪不佳则痛作或痛甚。

对证加穴：**期门（疏肝理气）、太冲（通调腑气）。**

李志刚教授提醒

预防慢性胃炎主要是增加机体免疫力，增强适应环境的能力。注意饮食卫生，避免或减少对胃刺激性过大的食物，及时、妥善地处理急性胃炎，祛除体内的感染病灶。多吃一些蔬菜水果，以增加胃黏膜的抗氧化能力；少吃酱瓜、咸鱼、香肠、臭豆腐等腌制过的食物。

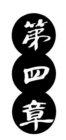

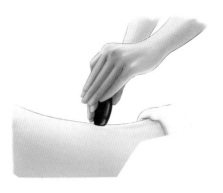

刮痧强筋骨，
骨伤病痛不再烦

　　肝藏血，开窍于目，主一身之筋，故骨伤病痛往往与肝相关。气血是机体生命活动的物质基础，对机体起着濡养脏腑、疏通经络的重要作用，筋骨病变与气血也是息息相关。气血不和、筋脉拘急容易导致颈椎病、落枕、肩周炎、膝关节炎等骨伤病痛。

颈椎病

颈椎病又称"颈椎综合征"，是增生性颈椎炎、颈椎间盘脱出以及颈椎间、韧带等组织的退行性改变，刺激和压迫颈神经根、脊髓、椎动脉和颈部交感神经等而出现的一系列综合征。刮拭相应穴位，可以舒筋止痛，缓解不适。

基础穴位

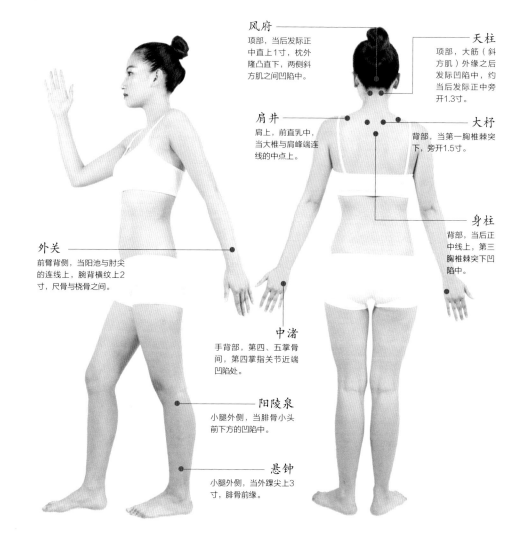

风府
项部，当后发际正中直上1寸，枕外隆凸直下，两侧斜方肌之间凹陷中。

肩井
肩上，前直乳中，当大椎与肩峰端连线的中点上。

外关
前臂背侧，当阳池与肘尖的连线上，腕背横纹上2寸，尺骨与桡骨之间。

中渚
手背部，第四、五掌骨间，第四掌指关节近端凹陷处。

阳陵泉
小腿外侧，当腓骨小头前下方的凹陷中。

悬钟
小腿外侧，当外踝尖上3寸，腓骨前缘。

天柱
项部，大筋（斜方肌）外缘之后发际凹陷中，约当后发际正中旁开1.3寸。

大杼
背部，当第一胸椎棘突下，旁开1.5寸。

身柱
背部，当后正中线上，第三胸椎棘突下凹陷中。

基础操作

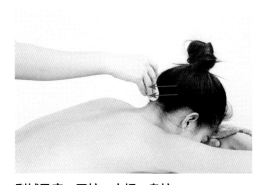

刮拭风府、天柱、大杼、身柱

用面刮法从风府穴刮至身柱穴，途经天柱穴和大杼穴，刮30次，至出痧为止。

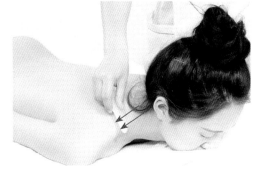

刮拭肩井

用面刮法从内外往外刮拭肩井穴，重刮30次，以出痧为度。

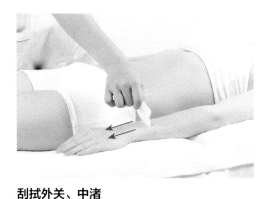

刮拭外关、中渚

用角刮法从外关穴刮至中渚穴，连续刮拭30次，出痧为度。

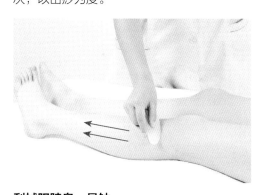

刮拭阳陵泉、悬钟

用面刮法由上至下重刮阳陵泉穴至悬钟穴30次，以出痧为度。

小穴位，大疗效

①

中医学认为颈椎病是因年老体衰、肝肾不足、筋骨失养；或久坐耗气、劳损筋肉；或感受外邪、客于经脉；或扭挫损伤、气血瘀滞、经脉痹阻不通所致。

②

风府穴、风池穴祛风通络；肩井穴、天柱穴配伍可通络止痛、疏通经气；根据压痛点取大杼穴、身柱穴，可活络止痛。

③

中渚穴、外关穴梳理上肢麻木，调理气血；阳陵泉穴、悬钟穴生血养筋。诸穴远近相配，共奏祛风散寒、舒筋活络、理气止痛之功。

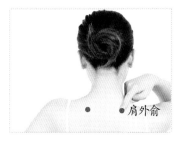

【颈型颈椎病】

主要症状：颈肩部酸痛或痉挛性疼痛，颈部转动或歪向一侧时疼痛加剧，或伴头痛、后枕部疼痛和上肢无力，反复出现"落枕"。

对证加穴：肩外俞（祛风止痛）、太阳（通络止痛）。

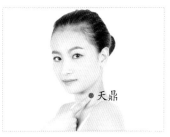

【神经根型颈椎病】

主要症状：头、颈项、肩背、上肢和手部可出现钝痛、酸痛、灼痛或隐隐作痛和麻木，或过电样窜麻痛，随头颈部活动往往能加重或缓解疼痛。

对证加穴：天鼎（理气散结）、肩中俞（解表宣肺）。

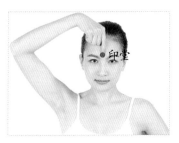

【椎动脉型颈椎病】

主要症状：头部转到某一方位或体位改变时发生眩晕，伴有头痛、视力减退、耳鸣、耳聋、恶心、呕吐等症状，甚者可突然四肢麻木、软弱无力而跌倒，但神志清楚，可自己起来。

对证加穴：印堂（安神定惊）、百会（提神醒脑）。

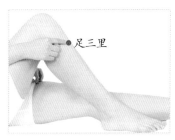

【脊髓型颈椎病】

主要症状：一侧或两侧上下肢运动障碍、感觉障碍，伴尿急、尿频、排尿无力、淋漓不尽等，出现如"踩棉花感""头重脚轻"等感觉。

对证加穴：足三里（调补脏腑）、三阴交（补益肝肾）。

～ 李志刚教授提醒 ～

　　刮痧疗法对于缓解颈项痛、肩背痛、上肢痛、头晕头痛等，效果尤为明显。长期伏案或低头工作者，要注意颈部保健，工作1~2小时后要活动颈部，或自我按摩局部，放松颈部肌肉，平时要注意正确的睡眠姿势，枕头高低要适中，并注意颈部保暖。

落枕

落枕是指患者颈项部强直酸痛、活动受限的一种病症。主要是由于项部肌肉感受寒邪或长时间过分牵拉而发生痉挛所致。临床主要表现为颈项部强直酸痛不适，不能转动自如，并向一侧歪斜，甚则疼痛牵引患侧肩背及上肢。刮拭相应穴位，可以解痉镇痛，缓解落枕。

基础穴位

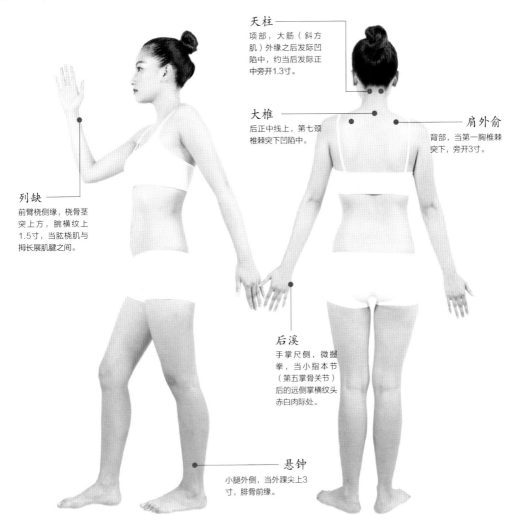

天柱
项部，大筋（斜方肌）外缘之后发际凹陷中，约当后发际正中旁开1.3寸。

大椎
后正中线上，第七颈椎棘突下凹陷中。

肩外俞
背部，当第一胸椎棘突下，旁开3寸。

列缺
前臂桡侧缘，桡骨茎突上方，腕横纹上1.5寸，当肱桡肌与拇长展肌腱之间。

后溪
手掌尺侧，微握拳，当小指本节（第五掌骨关节）后的远侧掌横纹头赤白肉际处。

悬钟
小腿外侧，当外踝尖上3寸，腓骨前缘。

073

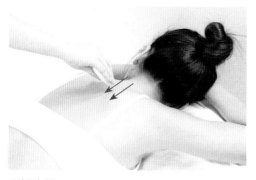

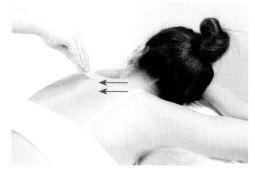

刮拭大椎

用刮痧板角部刮拭大椎穴，力度轻柔，由上至下刮拭30次，可不出痧。

刮拭天柱、肩外俞

用刮痧板角部刮拭两侧天柱穴至肩外俞穴30次，至潮红发热为度，可不出痧。

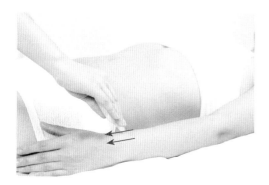

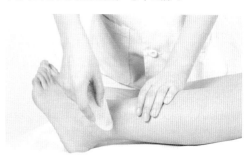

刮拭列缺、后溪

用刮痧板分别从上往下刮拭双侧列缺穴、后溪穴30次，力度由轻至重，以潮红发热为度。

刮拭悬钟

用角刮法重刮小腿双侧悬钟穴3分钟，以出痧为度。

小穴位，大疗效

落枕多因睡卧时体位不当，造成颈部肌肉损伤，或颈部感受风寒，或外伤，致使经络不通、气血凝滞、筋脉拘急而成。

大椎穴属于督脉，位于项背部，与天柱穴合用，疏通局部经气，使经脉通畅，通则不痛。后溪穴属手太阳经，又为八脉交会穴，通于督脉，刮之可疏通项背部经气。

悬钟穴是足少阳经穴，能疏通经络、宣通气血。列缺穴有活血通络、解痉镇痛的功效，诸穴合用，对缓解落枕有特效。

辨证刮痧

【风寒袭络】

主要症状：颈项疼痛，或伴恶寒发热、头痛。

对证加穴：风池（平肝熄风）、合谷（通经活经）。

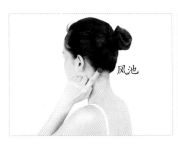
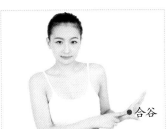

【气滞血瘀】

主要症状：颈项部刺痛，固定不移，且有明显的夜卧姿势不当或颈项外伤史。

对证加穴：内关（理气止痛）、足三里（燥化脾湿）、肩中俞（解表宣肺）。

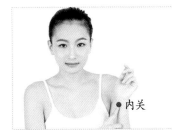
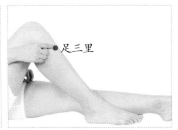
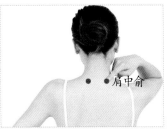

∽ 李志刚教授提醒 ∽

刮痧治疗落枕的关键在于局部取穴，强调"以痛为腧"，远端穴位要用强刺激，并令患者配合颈项部运动；注意正确的睡眠姿势；枕头高低适中，枕于颈项部；注意颈项部的保暖，避免风寒等外邪的侵袭。

肩周炎

肩周炎是指肩部酸重疼痛及肩关节活动受限、强直的临床综合征。主要临床表现为患肢肩关节疼痛，昼轻夜重，活动受限，日久肩关节肌肉可出现废用性萎缩。本病的发生与慢性劳损有关，患者可能有外伤史。刮拭相应穴位，可以舒筋活血，祛风散寒，缓解肩周炎。

基础穴位

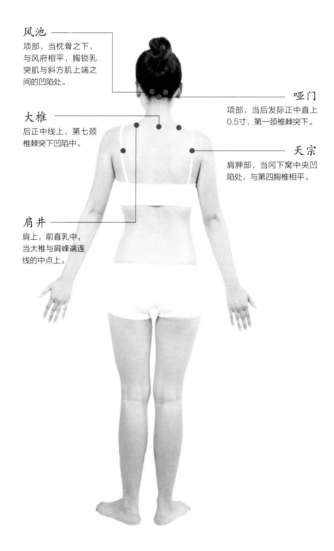

风池
项部，当枕骨之下，与风府相平，胸锁乳突肌与斜方肌上端之间的凹陷处。

哑门
项部，当后发际正中直上0.5寸，第一颈椎棘突下。

大椎
后正中线上，第七颈椎棘突下凹陷中。

天宗
肩胛部，当冈下窝中央凹陷处，与第四胸椎相平。

肩井
肩上，前直乳中，当大椎与肩峰端连线的中点上。

基础操作

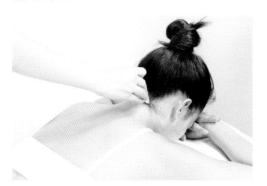

刮拭风池

用刮痧板角部从上往下刮拭风池穴10～15遍，用力重刮，以出痧为度。

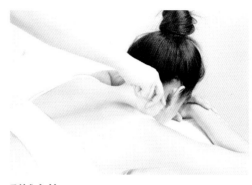

刮拭肩井

用刮痧板角部刮拭肩井穴10～15遍，用力重刮，以出痧为度。

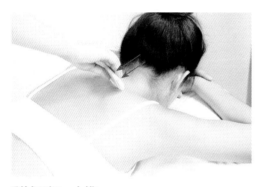

刮拭哑门、大椎

用面刮法刮拭哑门穴至大椎穴30次，力度轻柔，以皮肤潮红为宜。

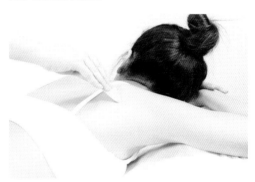

刮拭天宗

用点刮法刮拭天宗穴30次，力度重，以出痧为度。

小穴位，大疗效

中医学认为肩周炎的病变位置在肩部的经脉和经筋，属于"痹症"，受风、寒、湿三气夹杂侵袭所为，导致局部气血痹阻，引发疼痛。

因病变多局限于肩周部位，造成关节粘连，活动僵硬，故局部近取风池穴、肩井穴、哑门穴、大椎穴、天宗穴，以舒经活络。

风池穴平肝熄风，肩井穴消炎止痛，哑门穴、大椎穴散寒祛湿，天宗穴舒筋通络。诸穴合用，可通其经络止其疼痛。

辨证刮痧

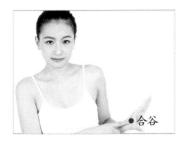

合谷

【外邪内侵】

主要症状：肩部疼痛较轻，病程较短，疼痛局限于肩部，多为钝疼或隐痛，或有麻木感，不影响上肢活动。局部发凉，得暖或抚摩则痛减。

对证加穴：合谷（镇静止痛）、曲池（清热和营）。

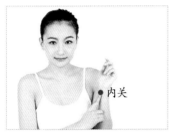

内关

【气滞血瘀】

主要症状：外伤后或久病肩痛，痛有定处。局部疼痛剧烈，呈针刺样，拒按，肩活动受限；或局部肿胀，皮色紫暗。

对证加穴：内关（理气止痛）、膈俞（养血和营）。

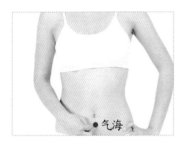

气海

【气血亏虚】

主要症状：肩部酸痛麻木、肢体软弱无力、肌肤不泽、神疲乏力；或局部肌肉挛缩，肩峰突起。

对证加穴：气海（益气助阳）、三阴交（补益肝肾）。

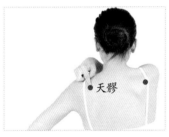

天髎

【寒湿凝滞】

主要症状：肩部及周围筋肉疼痛剧烈或向远端放射，昼轻夜重，病程较长。因痛而不能举肩，肩部感寒冷、麻木、沉重、畏寒，得暖稍减。

对证加穴：天髎（祛风除湿）、腰阳关（除湿降浊）。

∽ 李志刚教授提醒 ∽

用刮痧疗法治疗肩周炎前，必须明确诊断，排除肩关节结核、肿瘤、骨折、脱臼等其他疾病，并与颈椎病、内脏病引起的疼痛相区别，适当进行肩部功能练习，注意肩部保暖，避免风寒侵袭。

脚踝疼痛

　　脚踝疼痛是因运动不适当，运动量超出了脚踝的承受力，造成脚踝软组织损伤，从而出现了局部疼痛的症状；严重者可造成脚踝滑膜炎、创伤性关节炎等疾病。刮拭相应穴位，可以舒筋活血，理气止痛。

基础穴位

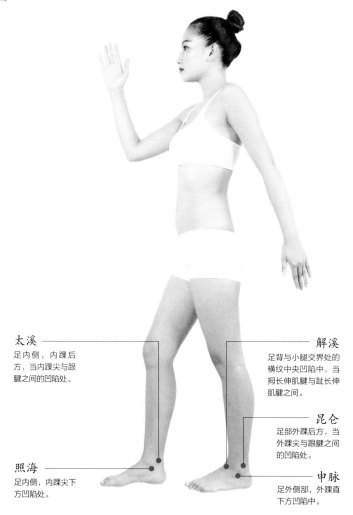

太溪
足内侧，内踝后方，当内踝尖与跟腱之间的凹陷处。

照海
足内侧，内踝尖下方凹陷处。

解溪
足背与小腿交界处的横纹中央凹陷中，当拇长伸肌腱与趾长伸肌腱之间。

昆仑
足部外踝后方，当外踝尖与跟腱之间的凹陷处。

申脉
足外侧部，外踝直下方凹陷中。

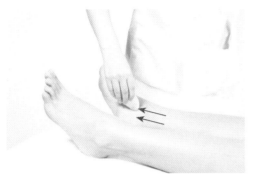

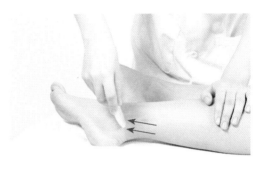

刮拭照海

用刮痧板角部刮拭照海穴30次，自上而下来回刮，力度适中，直至出痧为止。

刮拭昆仑

刮拭昆仑穴30次，自上而下来回刮，力度适中，直至出痧为止。

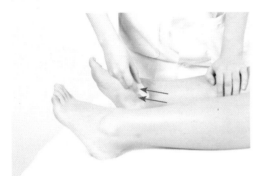

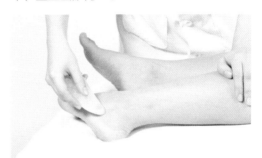

刮拭太溪

刮拭太溪穴30次，自上而下来回刮，力度适中，直至出痧为止。

刮拭申脉、解溪

分别刮拭申脉穴和解溪穴30次，力度适中，直至出痧为止。

小穴位，大疗效

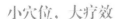

① 中医学认为脚踝疼痛的形成是以肝肾亏虚、气血失和、筋脉失养为先决条件，复因风、寒、湿邪侵袭及外伤、劳损等致使气血阻滞而成。

② 脚踝疼痛病变位置在下肢部，造成下肢部活动受限，故局部近取照海穴、昆仑穴、太溪穴、申脉穴、解溪穴，可镇痛通络。

③ 照海穴滋阴清热，昆仑穴、太溪穴舒经活络，申脉穴、解溪穴强健腰膝。诸穴合用以疏通局部经气，化瘀定痛，可强健筋骨、宣痹镇痛，缓解不适。

膝关节炎

　　膝关节炎是最常见的关节炎，是软骨退行性病变和关节边缘骨赘的慢性进行性退化性疾病。以软骨磨损为其主要因素，好发于体重偏重者和中老年人。在发病的前期，没有明显的症状。其主要症状为膝关节深部疼痛、压痛，关节僵硬僵直、麻木、伸屈不利，无法正常活动，关节肿胀等。

基础穴位

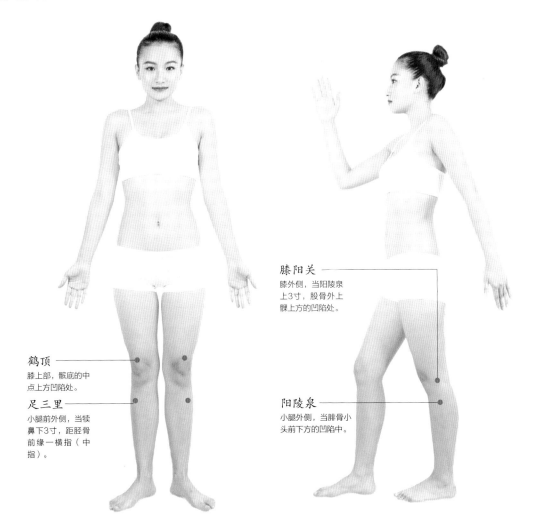

膝阳关
膝外侧，当阳陵泉
上3寸，股骨外上
髁上方的凹陷处。

鹤顶
膝上部，髌底的中
点上方凹陷处。

足三里
小腿前外侧，当犊
鼻下3寸，距胫骨
前缘一横指（中
指）。

阳陵泉
小腿外侧，当腓骨小
头前下方的凹陷中。

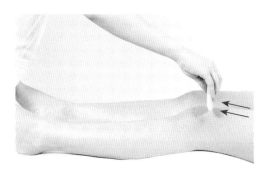

刮拭鹤顶

用面刮法刮拭鹤顶穴，由上至下，力度适中，刮拭2分钟。

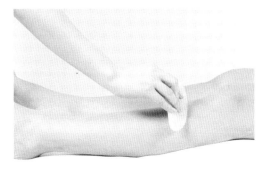

刮拭足三里

用面刮法重刮患者足三里穴30次，以被刮拭部位出痧为度。

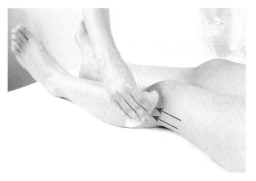

刮拭膝阳关

由上往下刮拭膝阳关穴10～15遍，以被刮拭部位出痧为度。

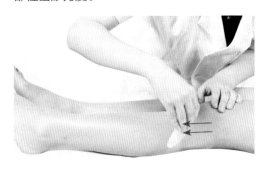

刮拭阳陵泉

由上往下刮拭阳陵泉穴10～15遍，以被刮拭部位出痧为度。

小穴位，大疗效

① 膝关节炎属中医"骨痹"范畴，病变位置在膝肢部，会造成下肢部活动受限，伸屈不利，行走不便，无法正常活动。

② 故局部近取鹤顶穴、足三里穴、膝阳关穴、阳陵泉穴来治疗本病。以疏通局部经气，化瘀定痛为治疗原则。

③ 鹤顶穴通利关节；足三里穴燥化脾湿；膝阳关穴利关节、祛风湿、止痛；阳陵泉穴强健腰膝。诸穴配伍，共奏强健筋骨、宣痹镇痛之功。

辨证刮痧

【水湿型】

主要症状：膝关节肿胀，疼痛拒按，肤色不变，活动不利。

对证加穴：曲池（清热和营）、委中（舒经活络）。

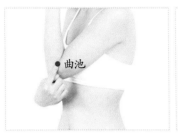 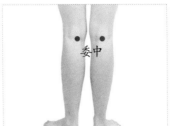

【瘀血型】

主要症状：膝关节青紫肿胀，疼痛拒按，痛如针刺，活动不利。

对证加穴：血海（健脾化湿）、悬钟（平肝熄风）、申脉（清热、安神、利腰膝）。

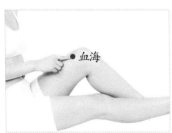 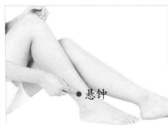 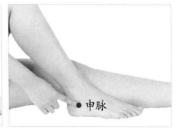

～ 李志刚教授提醒 ～

避风寒湿，注意关节保暖，避免关节外伤；保护关节的功能位置，关节伸屈时勿使肌腱、韧带和关节本身受到过度牵扯、摩擦和挤压；不要长时间做同一动作或使关节固定于同一姿势，避免做节奏过快的动作，当出现疼痛时应立即停止活动。

小腿抽筋

　　抽筋又称肌肉痉挛，是肌肉自发性的强直性收缩现象。小腿肌肉痉挛最为常见，是由于腓肠肌痉挛所引起，发作时会有酸胀或剧烈的疼痛。外界环境的寒冷刺激、出汗过多、疲劳过度、睡眠不足、缺钙、睡眠姿势不好都会引起小腿肌肉痉挛。

基础穴位

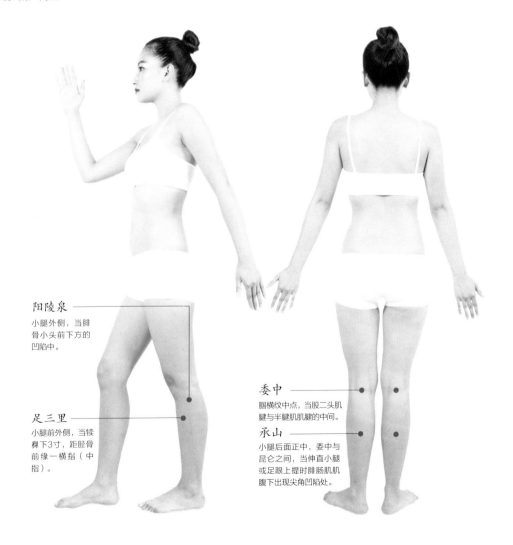

阳陵泉
小腿外侧，当腓骨小头前下方的凹陷中。

足三里
小腿前外侧，当犊鼻下3寸，距胫骨前缘一横指（中指）。

委中
腘横纹中点，当股二头肌腱与半腱肌肌腱的中间。

承山
小腿后面正中，委中与昆仑之间，当伸直小腿或足跟上提时腓肠肌肌腹下出现尖角凹陷处。

基础操作

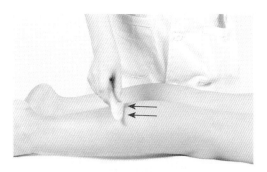

刮拭承山

以刮痧板厚边棱角边侧，自上而下刮拭承山穴30次，以出痧为度。

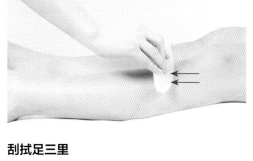

刮拭足三里

以刮痧板厚边棱角边侧，自上而下刮拭足三里穴30次，以出痧为度。

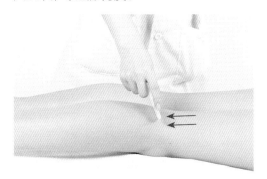

刮拭委中

以刮痧板厚边棱角边侧，自上而下刮拭委中穴30次，以出痧为度。

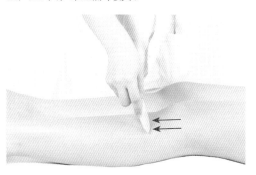

刮拭阳陵泉

以刮痧板厚边棱角边侧，自上而下刮拭阳陵泉穴30次，以出痧为度。

小穴位，大疗效

①
小腿抽筋病变位置在腿部，是由于下肢受寒着凉，经气不利，使小腿肌肉挛急所致，劳累太过，或阳气血液亏虚者易于罹患。

②
小腿抽筋造成下肢部活动受限，故局部近取承山穴、足三里穴、委中穴、阳陵泉穴等穴位，以疏通局部经气，舒筋止痛，缓解不适。

③
承山穴理气止痛、舒经活络；足三里穴生发胃气、燥化脾湿；委中穴舒经活络、凉血解毒；阳陵泉穴疏肝解郁、强健腰膝。诸穴配伍，可以很好地缓解小腿抽筋。

腰酸背痛

　　腰背部疼痛是由于肌肉挛缩、外伤或脊柱变形造成的，特征是以腰部、背部、肩部、腿部的放射性疼痛、酸痛、挤压痛、咳嗽痛、牵拉痛等为主，轻则影响正常生活，重则损害健康，严重者可丧失劳动能力。本病不仅存在于脑力劳动者中，也广泛地存在于体力劳动者中，是临床中最常见的症状之一。

基础穴位

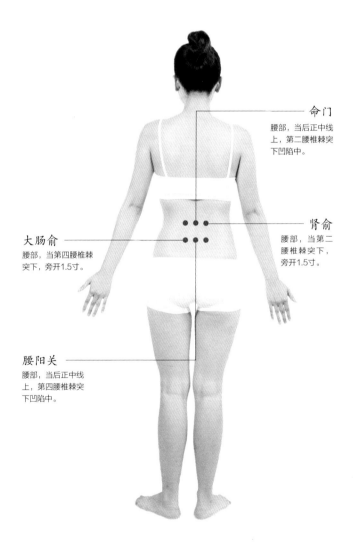

命门
腰部，当后正中线上，第二腰椎棘突下凹陷中。

肾俞
腰部，当第二腰椎棘突下，旁开1.5寸。

大肠俞
腰部，当第四腰椎棘突下，旁开1.5寸。

腰阳关
腰部，当后正中线上，第四腰椎棘突下凹陷中。

基础操作

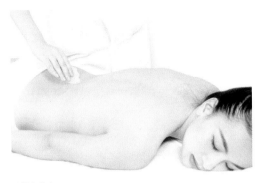

刮拭命门

用刮痧板角部刮拭患者腰部命门穴30次，由上至下，力度轻柔，可不出痧。

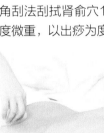
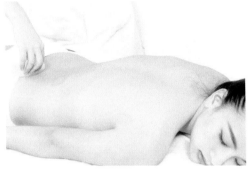

刮拭肾俞

用角刮法刮拭肾俞穴1~3分钟，由上至下，力度微重，以出痧为度。

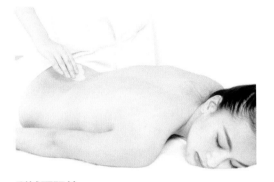

刮拭腰阳关

用刮痧板角部刮拭腰阳关穴30次，由上至下，力度轻柔，可不出痧。

刮拭大肠俞

用刮痧板角部刮拭大肠俞穴30次，由上至下，力度轻柔，可不出痧。

小穴位，大疗效

①

本病属于"痹症"，受风、寒、湿三气夹杂侵袭，导致局部气血痹阻，引发酸痛，因病变多位于腰背部，故可以就近选择穴位，如命门穴、腰阳关穴、肾俞穴、大肠俞穴等穴位。

②

命门穴补肾壮阳；腰阳关穴除湿降浊、强健腰膝；肾俞穴益肾助阳；大肠俞穴通络理气。

③

诸穴配伍，共奏疏风散寒、通经止痛、行气活血之功，可以很好地缓解腰酸背痛。

腰椎骨质增生

　　腰椎骨质增生的主要病因与关节软骨的退行性病变有关，是因为中年以后，随着年龄的增大，机体各组织细胞的生理功能也逐渐衰退老化，退化的椎间盘逐渐失去水分，椎间隙变窄，纤维环松弛向周边膨出，椎体不稳，纤维环在椎体边缘外发生撕裂，导致髓核随之突出。

基础穴位

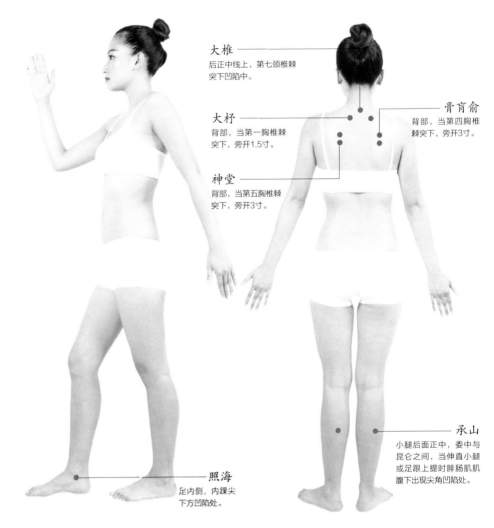

大椎
后正中线上，第七颈椎棘突下凹陷中。

大杼
背部，当第一胸椎棘突下，旁开1.5寸。

神堂
背部，当第五胸椎棘突下，旁开3寸。

膏肓俞
背部，当第四胸椎棘突下，旁开3寸。

照海
足内侧。内踝尖下方凹陷处。

承山
小腿后面正中，委中与昆仑之间，当伸直小腿或足跟上提时腓肠肌肌腹下出现尖角凹陷处。

基础操作

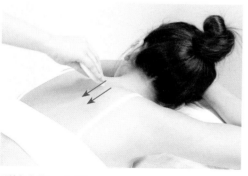

刮拭大椎、大杼

用面刮法自上而下从大椎穴刮至大杼穴，10～15遍，手法连贯，以出痧为度。

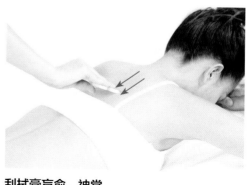

刮拭膏肓俞、神堂

用面刮法自上而下从膏肓俞穴刮至神堂穴，10～15遍，手法连贯，以出痧为度。

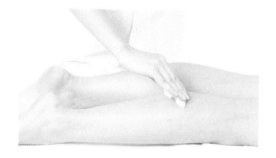

刮拭承山

用面刮法刮拭承山穴30次，力度微重，以出痧为度。

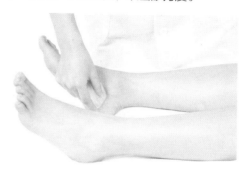

刮拭照海

用角刮法刮拭照海穴30次，力度适中，刮至皮肤发红。

小穴位，大疗效

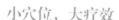

腰椎骨质增生主要病变位置在腰椎，故首先可选取背部的大椎穴、大杼穴、膏肓俞穴、神堂穴。治疗的原则是祛风散寒，理气止痛。

② 大椎穴是督脉穴，为诸阳之会，有祛风散寒、截疟止痫之效，与大杼穴、膏肓俞穴、神堂穴配伍，通其经络、止其疼痛。

承山穴、照海穴，可疏通局部经气，补髓壮骨。诸穴远近相配，可以强健筋骨，理气止痛，很好地缓解腰椎骨质增生。

腰肌劳损

　　腰肌劳损是腰痛的常见原因之一，主要症状是腰或腰骶部胀痛、酸痛，反复发作，疼痛可随气候变化或劳累程度而变化，如日间劳累加重，休息后可减轻。中医认为腰肌劳损主要是肾气虚弱而导致，用刮痧方法可以帮助患者改善病症，补肾强腰。

基础穴位

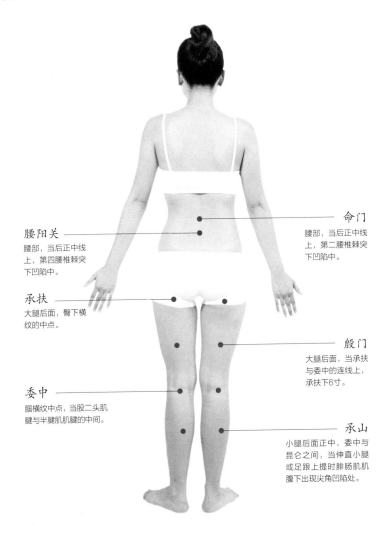

命门
腰部，当后正中线上，第二腰椎棘突下凹陷中。

腰阳关
腰部，当后正中线上，第四腰椎棘突下凹陷中。

承扶
大腿后面，臀下横纹的中点。

殷门
大腿后面，当承扶与委中的连线上，承扶下6寸。

委中
腘横纹中点，当股二头肌腱与半腱肌肌腱的中间。

承山
小腿后面正中，委中与昆仑之间，当伸直小腿或足跟上提时腓肠肌肌腹下出现尖角凹陷处。

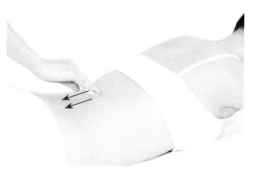

刮拭命门、腰阳关

用角刮法自上而下从命门穴刮至腰阳关穴15~30次，以出痧为度。

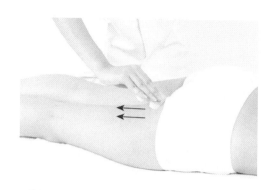

刮拭承扶、殷门

用面刮法刮拭承扶穴至殷门穴10~15遍，刮至皮肤发红出痧为度。

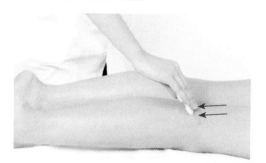

刮拭委中

用面刮法从上往下刮拭委中穴10~15遍，力度适中，手法连贯，以潮红出痧为度。

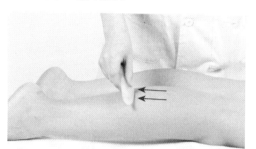

刮拭承山

用面刮法从上往下刮拭承山穴10~15遍，力度适中，手法连贯，以潮红出痧为度。

小穴位，大疗效

中医认为腰肌劳损是因感受寒湿、湿热、气滞血瘀、肾亏体虚或跌仆外伤所致。其病理变化常表现出以肾虚为本，感受外邪、跌仆闪挫为标的特点。

腰肌劳损主要病变位置在腰部，故首先可选取腰部的命门穴、腰阳关穴，可疏通局部经脉、络脉及筋经之气血，通经止痛。

委中是腰背足太阳经两分支在腘窝的汇合点，与承山配伍，可疏调腰背部经脉之气血。诸穴远近相配，可以强健筋骨，理气止痛。

坐骨神经痛

　　坐骨神经痛指坐骨神经病变，沿坐骨神经通路即腰、臀部、大腿后、小腿后外侧和足外侧发生的疼痛症状群，呈烧灼样或刀刺样疼痛，夜间痛感加重。典型表现为一侧腰部、臀部疼痛，并向大腿后侧、小腿后外侧延展。咳嗽、活动下肢、弯腰、排便时疼痛加重。更有甚者，患侧下肢会出现肌肉萎缩，或出现跛行。

基础穴位

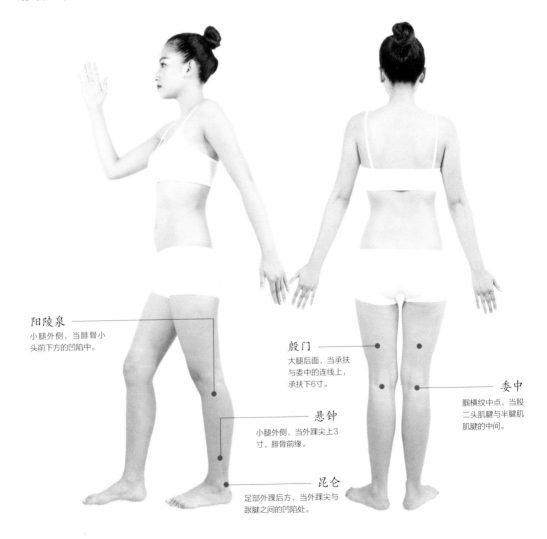

阳陵泉
小腿外侧，当腓骨小头前下方的凹陷中。

殷门
大腿后面，当承扶与委中的连线上，承扶下6寸。

委中
腘横纹中点，当股二头肌腱与半腱肌肌腱的中间。

悬钟
小腿外侧，当外踝尖上3寸，腓骨前缘。

昆仑
足部外踝后方，当外踝尖与跟腱之间的凹陷处。

基础操作

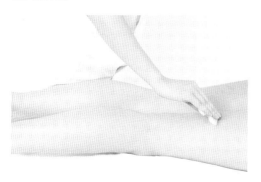

刮拭殷门
用面刮法刮拭殷门穴10~15遍，力度适中，以潮红出痧为度。

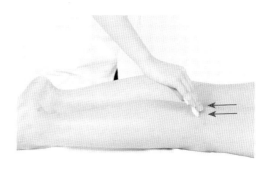

刮拭委中
用面刮法从上往下刮拭委中穴10~15遍，力度适中，手法连贯，以潮红出痧为度。

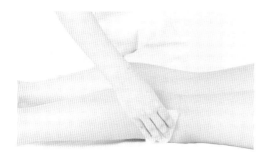

刮拭阳陵泉
用面刮法刮拭阳陵泉30次，以出痧为度。

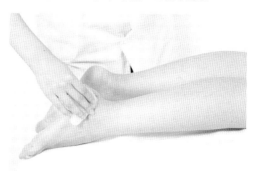

刮拭悬钟、昆仑
用角刮法刮拭悬钟穴至昆仑穴30次，力度适中，以潮红发热为度。

小穴位，大疗效

腰部闪挫、劳损、外伤等原因可损伤筋脉，导致气血瘀滞，不通则痛；风寒湿邪入侵，痹阻腰腿部。本病主要属足太阳、足少阳经脉及经筋病症。

由于坐骨神经痛有沿足太阳经、足少阳经放射疼痛两种情况，故取殷门穴、委中穴、阳陵泉穴、悬钟穴、昆仑穴刮拭。

殷门穴、委中穴、阳陵泉穴通经活络，悬钟穴、昆仑穴舒筋止痛，以疏导两经闭阻不通之气血，达到"通则不痛"的治疗目的。

腰椎间盘突出

　　腰椎间盘突出症是指由于腰椎间盘退行性改变后弹性下降而膨出，椎间盘纤维环破裂，髓核突出，压迫神经根、脊髓而引起的以腰腿痛为主的临床常见病。主要临床症状有腰痛，可伴有臀部、下肢放射状疼痛，严重者会出现大小便失禁。

基础穴位

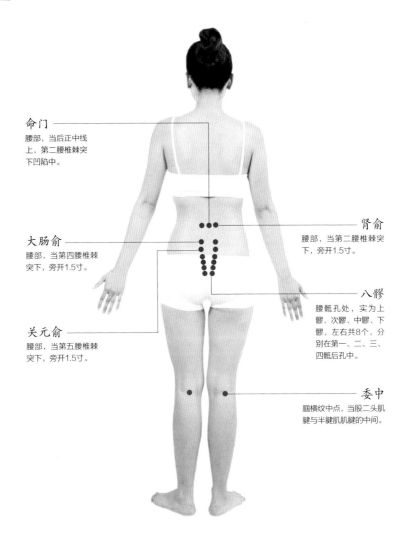

命门
腰部，当后正中线上，第二腰椎棘突下凹陷中。

大肠俞
腰部，当第四腰椎棘突下，旁开1.5寸。

关元俞
腰部，当第五腰椎棘突下，旁开1.5寸。

肾俞
腰部，当第二腰椎棘突下，旁开1.5寸。

八髎
腰骶孔处，实为上髎、次髎、中髎、下髎，左右共8个，分别在第一、二、三、四骶后孔中。

委中
腘横纹中点，当股二头肌腱与半腱肌肌腱的中间。

基础操作

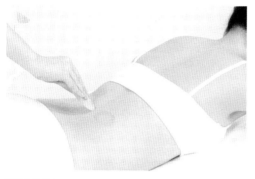

刮拭命门

用刮痧板角部刮拭命门穴30次，力度轻柔，可不出痧。

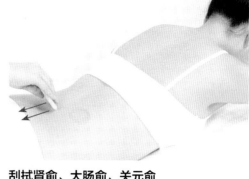

刮拭肾俞、大肠俞、关元俞

用面刮法刮肾俞穴至大肠俞穴再至关元俞穴10~15遍，力度微重，以出痧为度。

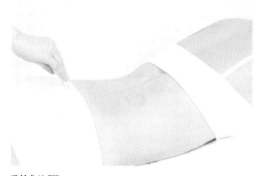

刮拭八髎

用刮痧板角部刮拭骶部八髎穴30次，力度轻柔，以皮肤潮红为宜。

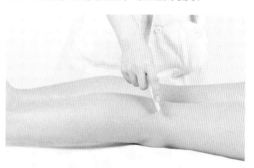

刮拭委中

用刮痧板角部刮拭委中穴30次，力度轻柔，以皮肤潮红为宜。

小穴位，大疗效

中医认为腰椎间盘突出主要因肝肾亏损，外感风寒湿邪等所致。其主要病变位置在腰部，腰脊部经脉、经筋、络脉的不通和失荣是腰椎间盘突出的主要病机。

故可先选取腰部的命门穴、肾俞穴、大肠俞穴、关元俞穴、八髎穴和腿部的委中穴进行刮痧治疗。寒湿证温经散寒，瘀血证活血化瘀，肾虚证益肾壮腰。

后背部俞穴祛寒化湿，通其经络、止其疼痛。委中穴作用直达病所，以疏通局部经气，补髓壮骨。诸穴配伍，可以很好地缓解腰椎间盘突出。

辨证刮痧

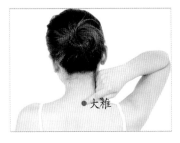

【风寒阻络】

主要症状：腰腿疼痛有沉重感，自觉四肢湿冷，症状随天气变化，脊柱侧弯、椎旁压痛或放射痛，患者喜暖恶寒。

对证加穴：大椎（祛风散寒）、足三里（补益肝肾）。

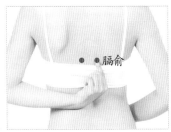

【气滞血瘀】

主要症状：腰痛症状明显，脊柱侧弯，向下肢放射，在咳嗽、大笑时症状加重，疾病晚期可见患者肌肉萎缩。

对证加穴：膈俞（养血和营）、次髎（补肾壮阳）。

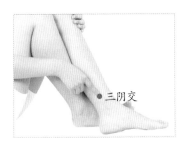

【肝肾两虚】

主要症状：腰腿疼痛久治不愈，症状反复发作，筋骨痿软，按压疼痛处症状有所缓解，劳累后症状明显加重，侧卧时症状减轻，腿部发麻时偶尔伴有耳鸣耳聋。

对证加穴：三阴交（补益肝肾）、太溪（补益肾气）。

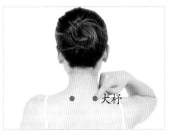

【湿热下阻】

主要症状：腰腿疼痛，肢体无力，疼痛处有热感，遇热或者雨天疼痛加重，患者恶热口渴，小便短赤。

对证加穴：大杼（清热止痛）、丰隆（健脾祛湿）。

～ 李志刚教授提醒 ～

腰椎间盘突出症患者在急性期应该静养，不宜运动；病情稳定后可以配以体操等适度的运动。在坚持合适的方法、正确的姿势、循序渐进的原则上，持之以恒，针对腰部进行适当的康复体操运动；注意少食多餐，多吃蔬菜水果及豆类食品，多吃一些含钙量高的食物，如牛奶、奶制品、虾皮、海带等。

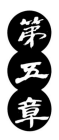

第五章

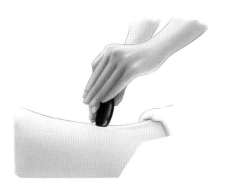

刮痧理气血，赶走神经血管内分泌顽疾

机体的一切组织、脏腑只有靠气的推动和血的营养，才能进行正常的生理活动。人有气血，如鱼得水，气血旺盛则体魄健壮，抗病力强；气血亏虚则体质衰弱，抗病力差，易患头痛、偏头痛、神经衰弱、高血压、低血压等病症。

头痛

头痛是临床常见的病症。常见的症状有胀痛、闷痛、撕裂样痛、针刺样痛，部分伴有血管搏动感及头部紧箍感，以及发热、恶心、呕吐、头晕、纳呆、肢体困重等症状。头痛的发病原因繁多，如神经痛、颅内病变、脑血管疾病、五官疾病等均可导致头痛。

基础穴位

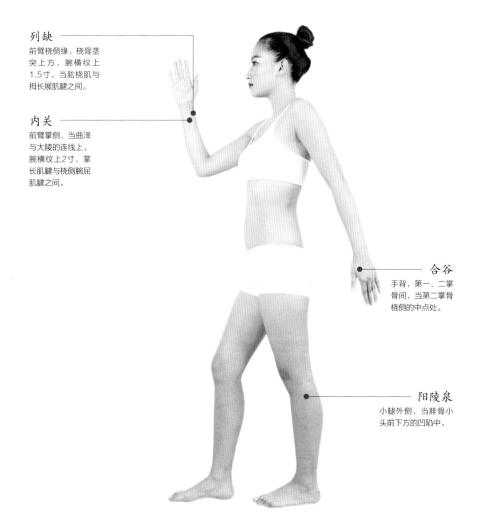

列缺
前臂桡侧缘，桡骨茎突上方，腕横纹上1.5寸，当肱桡肌与拇长展肌腱之间。

内关
前臂掌侧，当曲泽与大陵的连线上，腕横纹上2寸，掌长肌腱与桡侧腕屈肌腱之间。

合谷
手背，第一、二掌骨间，当第二掌骨桡侧的中点处。

阳陵泉
小腿外侧，当腓骨小头前下方的凹陷中。

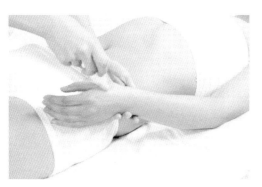

刮拭合谷

用角刮法刮拭合谷穴30次，力度微重，速度适中，以出痧为度。

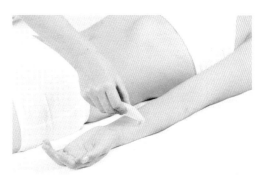

刮拭内关

用面刮法刮拭内关穴30次，力度适中，速度适中，以出痧为度。

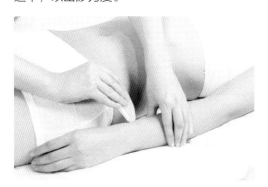

刮拭列缺

用角刮法刮拭列缺穴30次，力度微重，速度适中，以出痧为度。

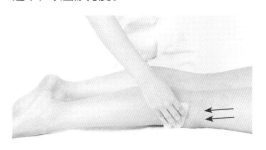

刮拭阳陵泉

用面刮法刮拭阳陵泉穴30次，由上至下，力度微重，速度适中，以出痧为度。

小穴位，大疗效

在人体中头为阳，足为阴，故善治头痛者，绝不应该"头痛治头"，而是应该"阳病治阴，上病下取"。

取下肢阳陵泉穴刮拭，可以理气止痛；内关穴宁心安神；列缺穴通经活络；合谷穴镇静止痛、通经活经。

上肢部穴位与下肢部穴位配伍，共奏舒经活络、通行气血之功，使头部经络之气"通则不痛"，有效缓解和改善头痛带来的不适症状。

辨证刮痧

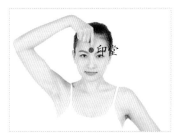

【阳明头痛】

主要症状：前额痛，包括眉棱骨痛和因眼（如青光眼）、鼻（如鼻窦炎）上牙病引起的疼痛在内。

对证加穴：印堂（醒脑开窍）、上星（熄风清热）。

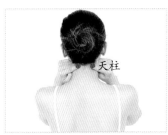

【太阳头痛】

主要症状：后枕痛，包括落枕、颈椎病引起的疼痛在内。

对证加穴：天柱（行气止痛）、风池（平肝熄风）。

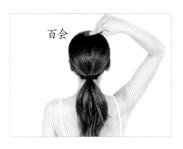

【厥阴头痛】

主要症状：巅顶痛，包括高血压引起的疼痛在内。

对证加穴：百会（提神醒脑）、通天（通窍止痛）。

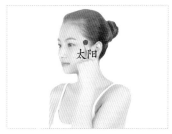

【全头痛】

主要症状：整个头部的疼痛，难以分辨出具体的疼痛部位。

对证加穴：太阳（通络止痛）、头维（活血通络）。

～ 李志刚教授提醒 ～

刮痧治疗头痛的同时应注意原发病的治疗，以免贻误病情。部分患者由于头痛反复发作，迁延不愈，故易产生消极、悲观、焦虑、恐惧等情绪，在治疗的同时，应给予患者精神上的安慰和鼓励。

偏头痛

偏头痛是临床最常见的原发性头痛类型，是一种常见的慢性神经血管性疾患。临床以发作性中重度搏动样头痛为主要表现，头痛多为偏侧，可伴有恶心、呕吐等症状。偏头痛多起病于儿童和青春期，中青年期达发病高峰，常有遗传背景。另外，一些环境和精神因素如紧张、劳累、情绪激动、睡眠过度等也均可导致偏头痛。

基础穴位

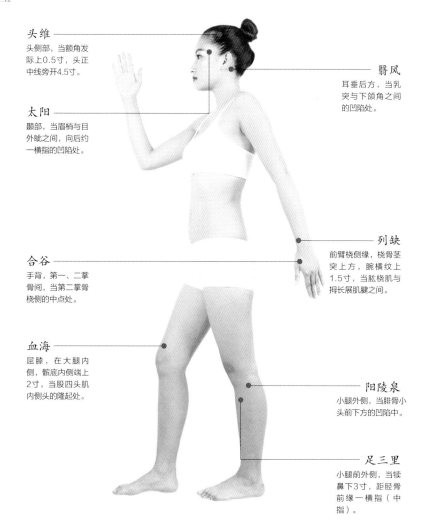

头维
头侧部，当额角发际上0.5寸，头正中线旁开4.5寸。

太阳
颞部，当眉梢与目外眦之间，向后约一横指的凹陷处。

翳风
耳垂后方，当乳突与下颌角之间的凹陷处。

列缺
前臂桡侧缘，桡骨茎突上方，腕横纹上1.5寸，当肱桡肌与拇长展肌腱之间。

合谷
手背，第一、二掌骨间，当第二掌骨桡侧的中点处。

血海
屈膝，在大腿内侧，髌底内侧端上2寸，当股四头肌内侧头的隆起处。

阳陵泉
小腿外侧，当腓骨小头前下方的凹陷中。

足三里
小腿前外侧，当犊鼻下3寸，距胫骨前缘一横指（中指）。

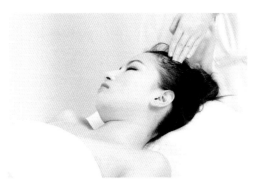

点揉头维、太阳、翳风

将食指、中指、无名指并拢，以顺时针方向点揉头维穴、太阳穴、翳风穴各5分钟。

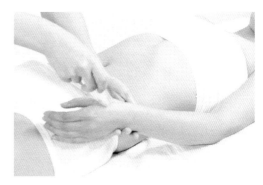

刮拭列缺、合谷

用刮痧板角部着力于列缺穴、合谷穴，施以旋转回环的连续刮拭动作30次，不必出痧。

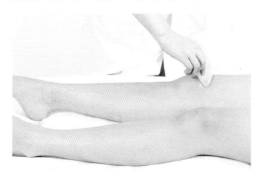

刮拭血海

用刮痧板角部重刮血海穴30次，速度适中，以出痧为度。

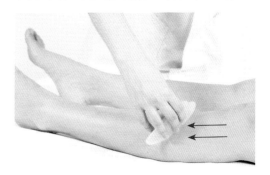

刮拭阳陵泉、足三里

用刮痧板以90°的倾斜角刮阳陵泉穴至足三里穴30次，刮至皮肤出现痧痕为止。

小穴位，大疗效

①

头为"髓海"，又为诸阳之会、清阳之府，五脏六腑之气血皆上会于头。若外邪侵袭或内伤诸疾皆可导致气血逆乱，瘀阻脑络，脑失所养而发生偏头痛。

②

偏头痛乃头部经络气血不通所致，故选择局部取穴为主，头维穴、太阳穴、翳风穴宣散风邪、清利头目。

③

远部取穴为辅，取下肢血海穴、阳陵泉穴、足三里穴刮拭，可以理气止痛，与上肢部穴位列缺穴、合谷穴配伍，共奏舒经活络、通行气血之功，使头部经络之气"通则不痛"。

辨证刮痧

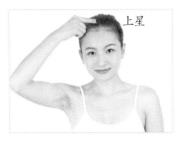

【瘀阻脑络】

主要症状： 头痛偏于头部一侧，痛如锥刺，痛处固定，日轻夜重，病程较长，反复发作。

对证加穴： 上星（熄风清热）、大椎（祛风散寒）。

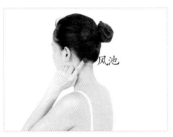

【肝气郁结】

主要症状： 头痛偏于头部一侧，头涨痛伴眩晕，心烦失眠，两胁窜痛，每因情绪激动、恼怒而诱发，口苦。

对证加穴： 风池（平肝熄风）、肩井（祛风止痛）。

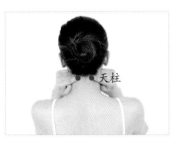

【痰浊上蒙】

主要症状： 头痛偏于头部一侧，头脑沉重而昏蒙，胸脘满闷，恶心呕吐，食量减少，时常吐痰涎。

对证加穴： 天柱（行气止痛）、风门（清热止痛）。

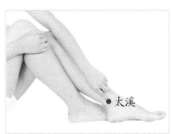

【肝肾阴虚】

主要症状： 头痛偏于头部一侧，时轻时重，脑空耳鸣，腰膝酸软，咽干口燥，心烦失眠。

对证加穴： 三阴交（补益肝肾）、太溪（补益肾气）。

～ 李志刚教授提醒 ～

偏头痛患者需注意睡眠、运动或过劳的影响，注意保持规律的睡眠、运动，加强工作计划性、条理性，注意劳逸结合，注意眼睛调节保护对敏感病人来说是重要的预防措施。注意避风寒，保暖，不要暴晒淋雨，防止诱发致病。

三叉神经痛

三叉神经痛是最常见的脑神经疾病，多发生于中老年人，右侧头面部多于左侧。主要特点是：发病骤发、骤停，呈刀割样、烧灼样、顽固性、难以忍受的剧烈性疼痛。说话、洗脸、刷牙、微风拂面，甚至走路都会导致阵发性剧烈疼痛。疼痛历时数秒或数分钟，疼痛呈周期性发作，发作间歇期同常人一样。

基础穴位

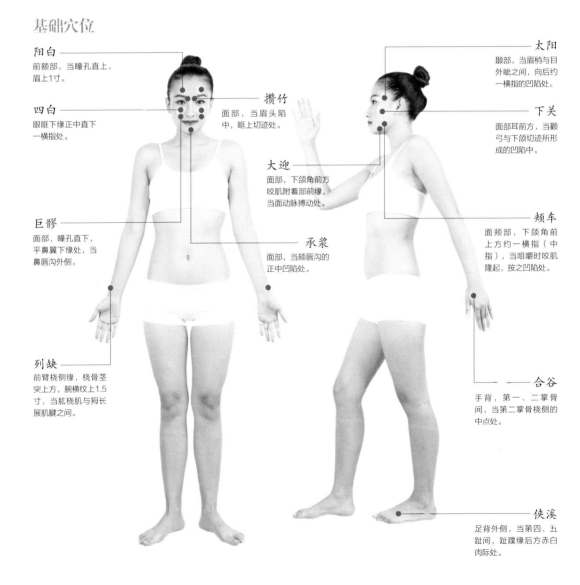

阳白
前额部，当瞳孔直上，眉上1寸。

四白
眼眶下缘正中直下一横指处。

巨髎
面部，瞳孔直下，平鼻翼下缘处，当鼻唇沟外侧。

列缺
前臂桡侧缘，桡骨茎突上方，腕横纹上1.5寸，当肱桡肌与拇长展肌腱之间。

攒竹
面部，当眉头陷中，眶上切迹处。

大迎
面部，下颌角前方咬肌附着部前缘，当面动脉搏动处。

承浆
面部，当颏唇沟的正中凹陷处。

太阳
颞部，当眉梢与目外眦之间，向后约一横指的凹陷处。

下关
面部耳前方，当颧弓与下颌切迹所形成的凹陷中。

颊车
面颊部，下颌角前上方约一横指（中指），当咀嚼时咬肌隆起，按之凹陷处。

合谷
手背，第一、二掌骨间，当第二掌骨桡侧的中点处。

侠溪
足背外侧，当第四、五趾间，趾蹼缘后方赤白肉际处。

基础操作

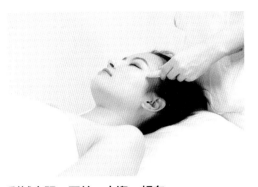

刮拭太阳、下关、大迎、颊车
用刮痧板角部着力于太阳穴、下关穴、大迎穴、颊车穴，旋转回环连续刮拭30次。

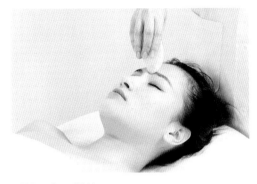

刮拭阳白、攒竹
以刮痧板角部为着力点，轻刮阳白穴、攒竹穴30次，可不出痧。

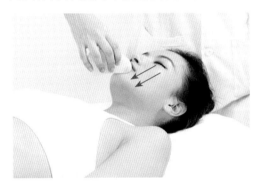

刮拭四白、巨髎、承浆
以厚棱角面侧为着力点，从四白穴刮至巨髎穴，再到承浆穴，从上至下刮拭30次。

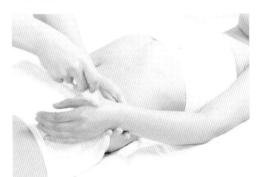

刮拭列缺、合谷、侠溪
用刮痧板角部分别轻刮列缺穴、合谷穴、侠溪穴30次，以潮红出痧即可。

小穴位，大疗效

①

中医认为本病多与外感风邪、情志不调、外伤等因素有关。风寒之邪侵袭面部阳明，太阳经脉，寒性收引，凝滞筋脉，气血痹阻。

②

本病治疗以面颊局部和手、足阳明经俞穴为主。太阳穴、下关穴、大迎穴、颊车穴、阳白穴、攒竹穴、四白穴、巨髎穴、承浆穴疏通面部筋理。

③

合谷穴为手阳明经原穴，"面口合谷收"，与列缺穴相配可祛风通络、止痛定痉。侠溪可清泻阳明经风热之邪。诸穴配伍，可疏通经络，祛风止痛。

辨证刮痧

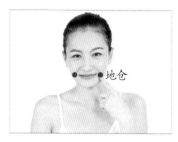

【风寒证】

主要症状： 有感受风寒史，面痛遇寒则甚、得热则轻，鼻流清涕，苔白，脉浮紧。

对证加穴： 地仓（祛风止痛）、神门（宁心安神）。

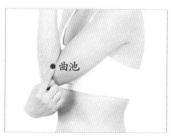

【风热证】

主要症状： 痛处有灼热感，流涎，目赤流泪，苔黄薄，脉浮数。

对证加穴： 曲池（清热和营）、外关（祛火通络）。

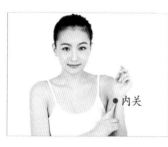

【气血瘀滞】

主要症状： 常有外伤史，或病程日久，痛点多固定不移，舌暗或有瘀斑，脉涩。

对证加穴： 内关（理气止痛）、三阴交（健脾利湿）。

～ 李志刚教授提醒 ～

三叉神经痛患者需注意以下三点：

①三叉神经痛患者饮食要营养丰富，平时应多吃些维生素含量丰富及有清火解毒作用的食物；多吃新鲜水果、蔬菜及豆制品，少吃肥肉，多食瘦肉。

②注意头、面部保暖，避免局部受冻、受潮，不用太冷、太热的水洗脸；平时应保持情绪稳定，不宜激动，常听柔和音乐，心情平和，保持充足睡眠。

③吃饭漱口，说话，刷牙，洗脸动作宜轻柔，以免刺激局部引起三叉神经痛；适当参加体育运动，锻炼身体，增强体质。

面神经麻痹

　　面神经麻痹也叫面瘫。临床主要表现为患侧面部肌瘫痪，眼裂大，眼睑不能闭合，流泪，鼻唇沟变平坦，口角下垂，流涎，不能皱额蹙眉，额纹消失，鼓腮漏气，示齿困难，部分病人耳或乳突部有疼痛感。

基础穴位

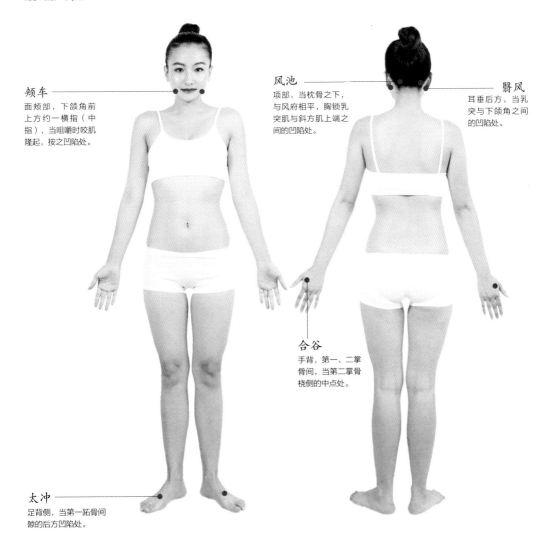

颊车
面颊部，下颌角前上方约一横指（中指），当咀嚼时咬肌隆起，按之凹陷处。

风池
项部，当枕骨之下，与风府相平，胸锁乳突肌与斜方肌上端之间的凹陷处。

翳风
耳垂后方，当乳突与下颌角之间的凹陷处。

合谷
手背，第一、二掌骨间，当第二掌骨桡侧的中点处。

太冲
足背侧，当第一跖骨间隙的后方凹陷处。

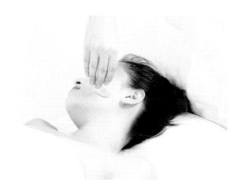

刮拭颊车

用刮痧板角部刮拭颊车穴2～3分钟，力度轻柔，可不出痧。

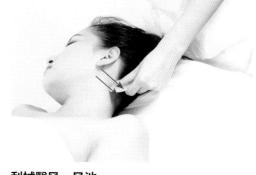

刮拭翳风、风池

用刮痧板角部刮翳风穴至风池穴30次，力度适中，稍出痧即可。

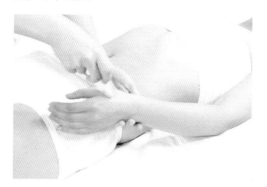

刮拭合谷

用刮痧板角部刮拭合谷穴30次，力度稍重，以出痧为度。

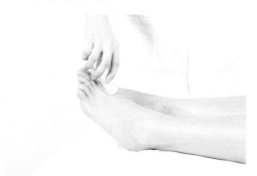

刮拭太冲

用刮痧板角部刮拭太冲穴30次，力度稍重，以出痧为度。

小穴位，大疗效

①

中医认为本病是劳作过度，机体正气不足，脉络空虚，卫外不固，风寒或风热乘虚入中面部经络，致气血痹阻，筋经功能失调，肌肉失于约束，继而出现面神经麻痹。

②

本病治疗主要以面颊局部和足阳明经俞穴为主。选择面部俞穴颊车穴可调节局部经筋气血，活血通络；合谷穴、太冲穴为循经远端选穴，有镇静止痛、通经活经的作用。

③

近部俞穴翳风穴、风池穴，有祛风通络的作用。诸穴配伍，共奏活血通络、疏调经筋之功，对缓解面神经麻痹有很好的辅助作用。

辨证刮痧

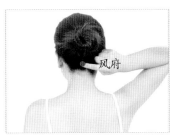

【风寒证】

主要症状： 见于发病初期，面部有受凉史，舌淡、苔薄白，脉浮紧。

对证加穴： 风府（通利开窍）、颧髎（祛风镇痉）。

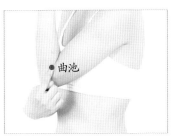

【风热证】

主要症状： 见于发病初期，多继发于感冒发热，舌红、苔薄腻，脉浮数。

对证加穴： 曲池（清热和营）、攒竹（祛风通络）。

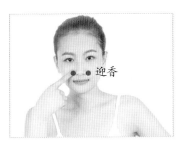

【气血不足】

主要症状： 多见于恢复期或病程较长的患者，肢体困倦无力，面色淡白，头晕等症。

对证加穴： 迎香（祛风通窍）、足三里（益气补血）。

∽ 李志刚教授提醒 ∽

面神经麻痹患者需注意以下三点：

①忌生冷油腻刺激性食物。如不易消化的食物、热性补药、热性食物、辣椒等。

②多食新鲜蔬果，如苦瓜、丝瓜、冬瓜、黄瓜、甜瓜、香蕉等。

③面神经麻痹患者应注意功能性锻炼。如抬眉、双眼紧闭、鼓气、张大嘴、努嘴、示齿耸鼻，湿热毛巾热脖，每晚3~4次，勿用冷水洗脸，遇风、雨寒冷时，注意头面部保暖，每晚睡前用热水泡脚10~20分钟后足底按摩。

神经衰弱

神经衰弱是指大脑由于长期情绪紧张及承受精神压力，从而使精神活动能力减弱的功能障碍性病症，其主要特征是易兴奋、脑力易疲劳、记忆力减退等，伴有各种躯体不适症状，本病如处理不当可迁延达数年。

基础穴位

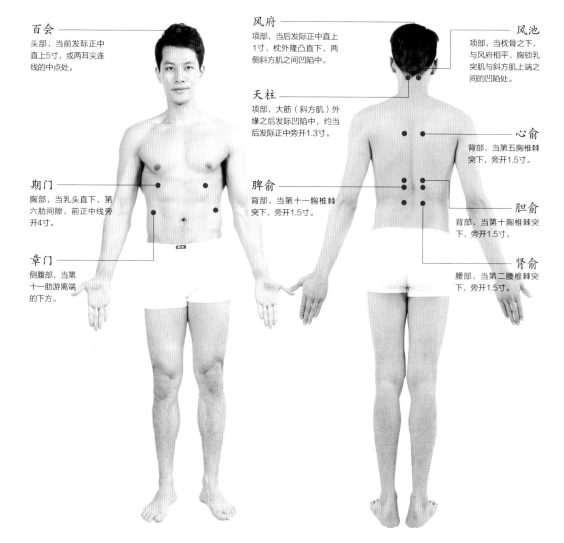

百会
头部，当前发际正中直上5寸，或两耳尖连线的中点处。

期门
胸部，当乳头直下，第六肋间隙，前正中线旁开4寸。

章门
侧腹部，当第十一肋游离端的下方。

风府
项部，当后发际正中直上1寸，枕外隆凸直下，两侧斜方肌之间凹陷中。

天柱
项部，大筋（斜方肌）外缘之后发际凹陷中，约当后发际正中旁开1.3寸。

脾俞
背部，当第十一胸椎棘突下，旁开1.5寸。

风池
项部，当枕骨之下，与风府相平，胸锁乳突肌与斜方肌上端之间的凹陷处。

心俞
背部，当第五胸椎棘突下，旁开1.5寸。

胆俞
背部，当第十胸椎棘突下，旁开1.5寸。

肾俞
腰部，当第二腰椎棘突下，旁开1.5寸。

基础操作

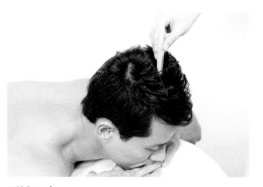

刮拭百会

以刮痧板角部为着力点，向四周呈放射性刮拭，轻刮百会穴30次。

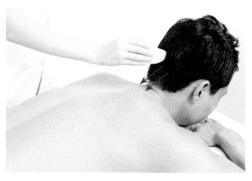

刮拭风府、风池、天柱

用角刮法从风府穴经风池穴刮至天柱穴30次，至皮肤发热为度。

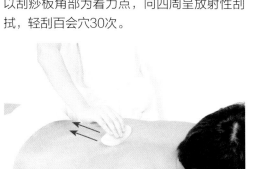

刮拭心俞、胆俞、脾俞、肾俞

用面刮法从心俞穴经胆俞穴、脾俞穴，一直刮至肾俞穴，刮拭30次，出痧为止。

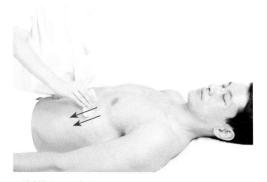

刮拭期门、章门

用面刮法从期门穴刮至章门穴30次，至皮肤发红，皮下紫色痧斑、痧痕形成为止。

小穴位，大疗效

《如枢》中写道："悲哀忧愁则心动，心动则五脏六腑皆摇。"神经衰弱病位在心脑，脑为髓之海，无论病因为何，其病机皆为髓海不宁。

故治疗首选位于颠顶之百会穴，因本穴入络于脑，可清头目，宁心神；风池穴、风府穴、天柱穴位于头部，近部取穴，疏调头部气机。

中府穴、期门穴、章门穴位于胸腹部，远部取穴，宽胸理气。远近穴位配伍，共奏养心安神、舒筋止痛之功。

【肝郁化火】

主要症状： 失眠，烦躁易怒，不思饮食，口渴喜饮，目赤口苦，小便黄赤，大便秘结。

对证加穴： 太冲（疏肝养血、清利下焦）、气海（益气助阳）。

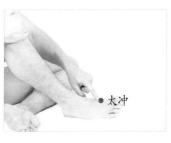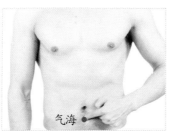

【阴虚火旺】

主要症状： 心烦不寐，心悸不安，头晕耳鸣，健忘，腰膝酸软，口干津少，五心烦热。

对证加穴： 三阴交（健脾利湿、补益肝肾）、太溪（补益肾气）、神门（宁心安神）。

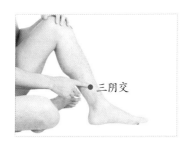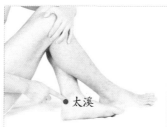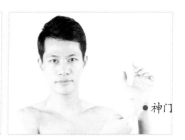

～ 李志刚教授提醒 ～

若患者积极、及时进行治疗，并能正确对待疾病，本病可得到缓解或治愈，预后一般良好。患者应以清淡饮食为主，少食油腻厚味之品，以免助湿生痰，酿热生风，也应避免辛辣食品，戒除烟酒，以防风阳升散之虞。

高血压

高血压病是以动脉血压升高为主要临床表现的慢性全身性血管性疾病，血压高于140/90毫米汞柱即可诊断为高血压。本病早期无明显症状，部分患者会出现头晕、头痛、心悸、失眠、耳鸣、乏力、颜面潮红或肢体麻木等不适表现。

基础穴位

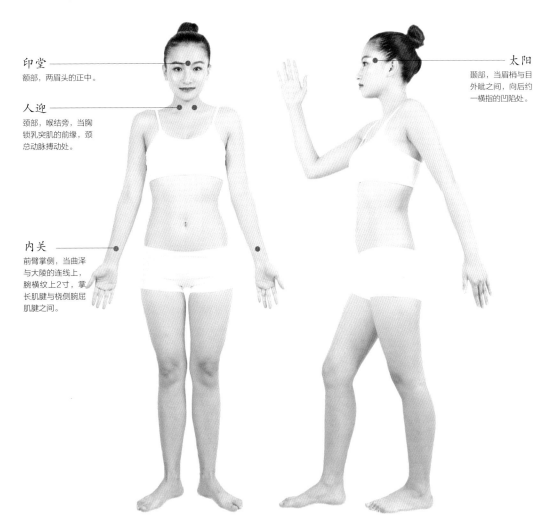

印堂
额部，两眉头的正中。

人迎
颈部，喉结旁，当胸锁乳突肌的前缘，颈总动脉搏动处。

内关
前臂掌侧，当曲泽与大陵的连线上，腕横纹上2寸，掌长肌腱与桡侧腕屈肌腱之间。

太阳
颞部，当眉梢与目外眦之间，向后约一横指的凹陷处。

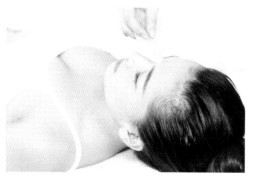

刮拭印堂

用刮痧板厚边棱角面侧刮拭印堂穴1～3分钟，力度适中。

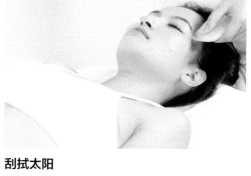

刮拭太阳

用刮痧板厚边棱角面侧刮拭太阳穴1～3分钟，力度适中。

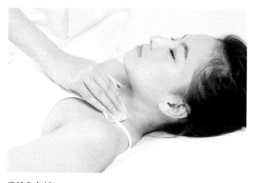

刮拭人迎

用面刮法刮拭人迎穴1～3分钟，力度微轻，以潮红出痧为度。

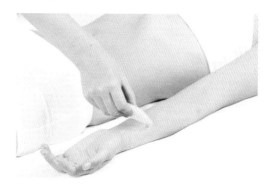

刮拭内关

用面刮法刮拭内关穴30次，力度适中，以出痧为度。

小穴位，大疗效

《素问·至真要大论》曰："诸风掉眩，皆属于肝。""肾虚则头重高摇，髓海不足则脑转耳鸣。"中医认为本病与肾阴不足、肝阳偏亢有关。

高血压病变在脑，局部取穴印堂穴、太阳穴清利头目，可缓解头晕头重；人迎穴清泻阳明、理气降压。

远部取穴内关穴宁心安神、疏理肝气、平降肝阳。远近穴位相辅，诸穴合用，调补脾肝肾，以治其本。

辨证刮痧

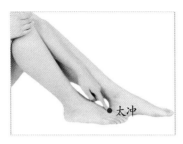

【肝阳上亢】

主要症状： 眩晕，头痛，面红目赤，急躁易怒，口干口苦，失眠，项强，四肢麻木等，情绪波动时诱发或加重。

对证加穴： 太冲（清利下焦）、行间（清热熄风）。

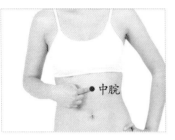

【痰浊中阻】

主要症状： 头晕目眩，视物旋转，头重如蒙，口中黏腻，恶心呕吐，食欲下降，倦怠乏力，脘腹胀满。

对证加穴： 中脘（健脾化湿）、天枢（调理胃肠）。

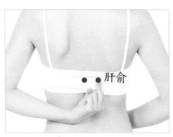

【肾精不足】

主要症状： 头痛空虚，眩晕耳鸣，手足心热，腰膝酸软，心悸乏力，健忘。

对证加穴： 肝俞（疏肝利胆）、肾俞（益肾助阳）。

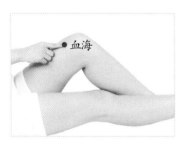

【气血不足】

主要症状： 头晕目眩，面色淡白或萎黄，神倦乏力，心悸少寐，腹胀纳呆。

对证加穴： 血海（益气补血）、石关（调理气血）。

李志刚教授提醒

长期服用降压药物者，刮痧治疗时不要突然停药，应治疗一段时间，待血压降至正常或接近正常、自觉症状明显好转或基本消失后，就医检查后，遵医嘱再逐渐减小药量。盐的摄入与高血压呈正相关，因此需限定盐的摄入量。

低血压

低血压指血压降低引起的一系列症状。部分人群无明显症状，病情轻微者可有头晕、头痛、食欲不振、疲劳、脸色苍白等症状，严重者会出现直立性眩晕、四肢冰凉、心律失常等症状。西医诊断低血压的标准为血压值小于90/60毫米汞柱。

基础穴位

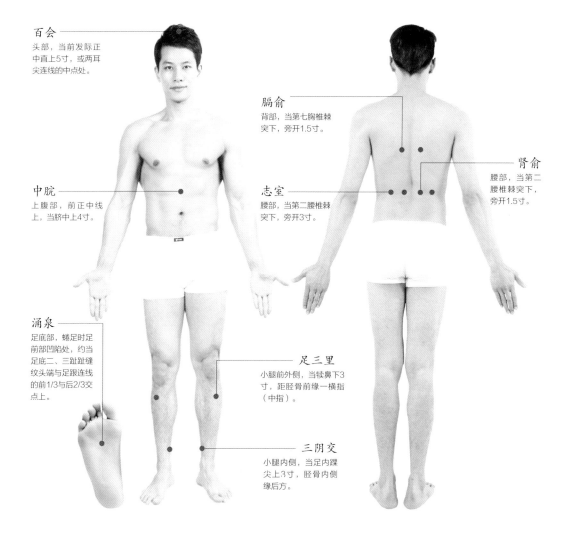

百会
头部，当前发际正中直上5寸，或两耳尖连线的中点处。

膈俞
背部，当第七胸椎棘突下，旁开1.5寸。

肾俞
腰部，当第二腰椎棘突下，旁开1.5寸。

中脘
上腹部，前正中线上，当脐中上4寸。

志室
腰部，当第二腰椎棘突下，旁开3寸。

涌泉
足底部，蜷足时足前部凹陷处，约当足底二、三趾趾缝纹头端与足跟连线的前1/3与后2/3交点上。

足三里
小腿前外侧，当犊鼻下3寸，距胫骨前缘一横指（中指）。

三阴交
小腿内侧，当足内踝尖上3寸，胫骨内侧缘后方。

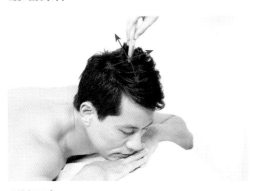

刮拭百会

以刮痧板角部为着力点，向四周呈放射性刮拭，轻刮百会穴30次。

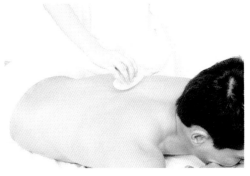

刮拭膈俞、肾俞、志室

用面刮法刮拭膈俞穴、肾俞穴和志室穴30次，至皮肤发红，出痧为止。

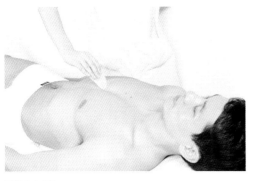

刮拭中脘

用角刮法刮拭中脘穴10～15次，至皮肤发红，皮下紫色痧斑、痧痕形成为止。

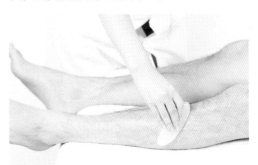

刮拭足三里、三阴交、涌泉

用刮痧板角部分别重刮足三里穴、三阴交穴和涌泉穴30次，以出痧为度。

小穴位，大疗效

中医学认为本病以气虚为本，涉及心、肺、脾、肾等脏器。心主血脉，肺朝百脉，心肺之气不足，不能推动血行脉中；脾气不足，无以化生气血。

百会穴位于颠顶，属于督脉，为诸阳之会，内络于脑，可提升阳气；膈俞穴养血和营；肾俞穴、志室穴调补内脏，益气养血升压。

足三里穴生发胃气、燥化脾湿；三阴交补中健脾，化生气血；中脘穴补中益气。诸穴合用，有回阳升压之功，可以很好地缓解低血压。

辨证刮痧

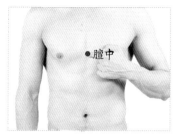

【心阳不振】

主要症状：头晕健忘，精神萎靡，神疲嗜睡，面色苍白，四肢乏力，手足发凉。

对证加穴：膻中（活血通络）、厥阴俞（除烦解闷）。

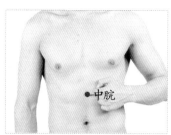

【中气不足】

主要症状：头晕，气短，自汗，四肢酸软，食欲不振。

对证加穴：中脘（健脾化湿）、胃俞（和胃降逆）。

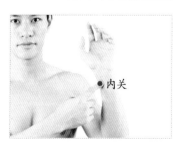

【心肾阳虚】

主要症状：头晕耳鸣，心悸怔忡，腰膝酸软，汗出肢冷，手足发凉，性欲减退，夜尿多。

对证加穴：内关（宁心安神）、太溪（补益肾气）。

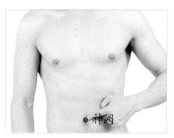

【阳气虚脱】

主要症状：头晕，面色苍白，恶心呕吐，汗出肢冷，步态不稳，不能站立，神志恍惚，甚至晕厥。

对证加穴：神阙（通经行气）、关元（固本培元）。

～ 李志刚教授提醒 ～

低血压多伴有或继发于相关疾病，因此应明确诊断，积极治疗相关疾病。

老年低血压患者，平时行动不可过快过猛，从卧位或坐位起立时，动作应缓慢进行。患者应积极参加体育锻炼，改善体质，增加营养，多饮水，多吃汤类食品，每日食盐略多于常人。

脑卒中后遗症

脑卒中相当于西医的急性脑血管病，发病急骤，病情变化迅速。脑卒中后遗症是指脑血管意外后遗留的以一侧肢体瘫痪、偏身麻木、口眼㖞斜、言语含糊不利、肢体出现运动障碍等为主要表现的一种临床病症。

基础穴位

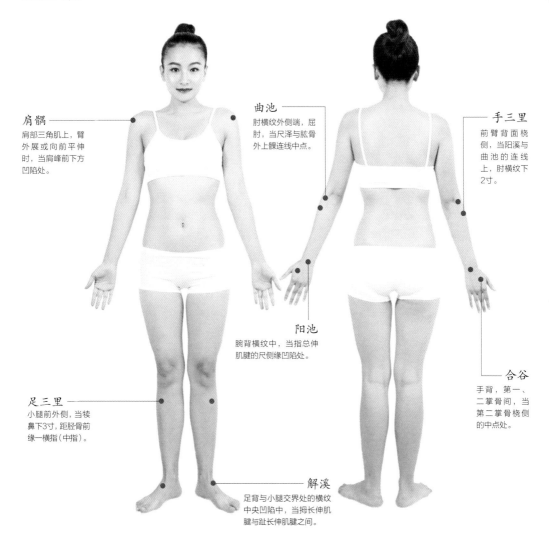

肩髃
肩部三角肌上，臂外展或向前平伸时，当肩峰前下方凹陷处。

曲池
肘横纹外侧端，屈肘，当尺泽与肱骨外上髁连线中点。

手三里
前臂背面桡侧，当阳溪与曲池的连线上，肘横纹下2寸。

阳池
腕背横纹中，当指总伸肌腱的尺侧缘凹陷处。

合谷
手背，第一、二掌骨间，当第二掌骨桡侧的中点处。

足三里
小腿前外侧，当犊鼻下3寸，距胫骨前缘一横指（中指）。

解溪
足背与小腿交界处的横纹中央凹陷中，当拇长伸肌腱与趾长伸肌腱之间。

119

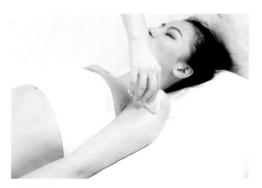

刮拭肩髃

以厚棱角面侧为着力点刮拭肩髃穴30次，力度微重，以出痧为度。

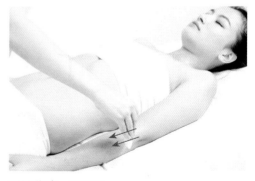

刮拭曲池、手三里

用刮痧板刮拭曲池穴至手三里穴30次，由上至下，力度微重，以出痧为度。

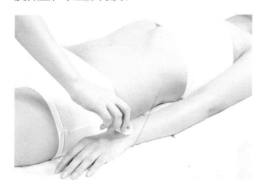

刮拭阳池、合谷

用刮痧板刮拭阳池穴、合谷穴30次，力度适中，可不出痧。

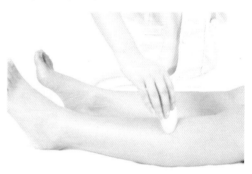

刮拭足三里、解溪

用角刮法从足三里穴刮至解溪穴，刮拭30次，力度微重，以出痧为度。

小穴位，大疗效

①

脑卒中后遗症的发生是多种因素所导致的复杂的病理过程，风、火、痰、瘀是其主要的病因。风、火、痰浊、瘀血等病邪上扰清窍，导致脑络阻滞，神失其用。

②

脑卒中后遗症的表现虽是脉络不通、气滞血瘀，但病因还是肝肾阴虚、筋脉失养，所以可取肩髃穴、曲池穴、手三里穴、阳池穴、合谷穴、足三里穴、解溪穴等穴位。

③

肩髃穴、曲池穴、手三里穴、阳池穴、合谷穴行气活血、舒筋通络；足三里穴、解溪穴滋阴养血、补益肝肾。诸穴配伍，共奏调神通络、行气活血之功。

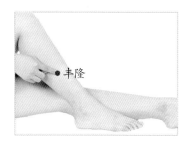

【痰瘀阻络】

主要症状： 以实为主，表现为半身不遂，口舌㖞斜，舌强言謇或不语，偏身麻木，头晕目眩。

对证加穴： 丰隆（祛湿化痰）、太冲（清利下焦）。

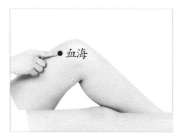

【气虚血瘀】

主要症状： 一侧肢体瘫痪，肢软无力，面色萎黄。

对证加穴： 血海（调经统血）、三阴交（补益肝肾）。

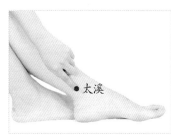

【肝肾亏虚】

主要症状： 半身不遂，患肢僵硬拘挛变形，舌强不语，肌肉萎缩。

对证加穴： 太溪（补益肾气）、涌泉（散热利咽）。

～ 李志刚教授提醒 ～

脑卒中后遗症患者应注意以下四点：

①应该有意识地培养乐观愉快的情绪，保持良好的精神状态，可促进身体恢复，避免脑卒中复发。

②饮食应该清淡有营养，保证足够的热能、必需氨基酸、磷脂和维生素等，促进恢复。大多数患者对口渴不敏感，因此要养成适当的饮水习惯。

③要保证充分的休息，以解除身心的疲劳，恢复体力以免脑卒中复发，切忌体力或脑力劳动的过度。

④散步有助于气血流通、增强体质。一般每次15分钟左右，每日2~3次即可，速度应缓慢，以微微出汗，心率每分钟110~120次为度。

失眠

入睡困难、容易惊醒或醒后睡不着，就是失眠，中医又称"不寐"。睡眠不足会打乱人体的生物钟，继之引起人的疲劳感及全身不适，使人无精打采、反应迟缓、头痛、记忆力减退。长期失眠对人的身心是很大的折磨，严重的会导致精神疾病和实质性器官的损害。

基础穴位

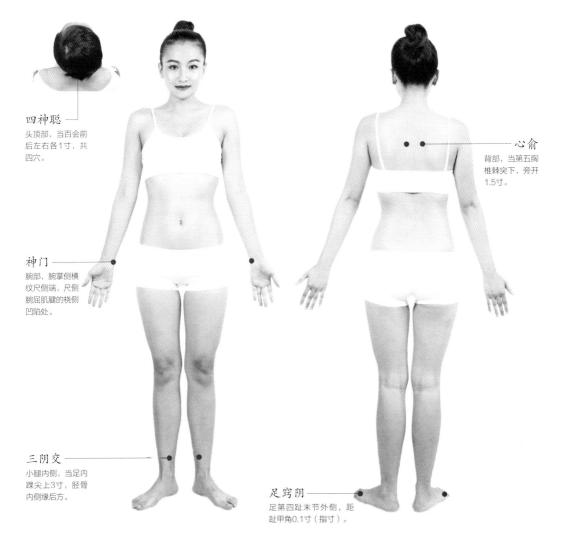

四神聪
头顶部，当百会前后左右各1寸，共四穴。

神门
腕部，腕掌侧横纹尺侧端，尺侧腕屈肌腱的桡侧凹陷处。

三阴交
小腿内侧，当足内踝尖上3寸，胫骨内侧缘后方。

心俞
背部，当第五胸椎棘突下，旁开1.5寸。

足窍阴
足第四趾末节外侧，距趾甲角0.1寸（指寸）。

基础操作

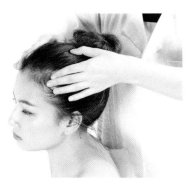

点揉四神聪

用拇指点揉四神聪穴，力度均匀，每个穴位均点揉3~5分钟。

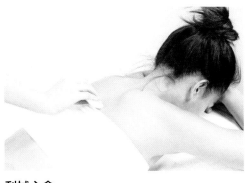

刮拭心俞

用刮痧板刮拭心俞穴30次，以出痧为度。

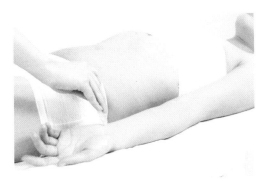

刮拭神门

用刮痧板刮拭双手神门穴各30次，力度适中，可不出痧。

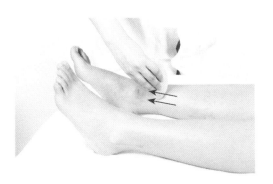

刮拭三阴交、足窍阴

用角刮法从上至下刮拭三阴交穴、足窍阴穴30次，以出痧为度。

小穴位，大疗效

① 中医学认为本病的病位在心。凡思虑忧愁，操劳太过，损伤心脾、气血虚弱，心神失养等均可导致失眠。失眠一症，主要是心神不宁导致。

② 此病症治疗的主要原则是调和阴阳、安心宁神。心脾两虚者补益心脾，心胆气虚者补心壮胆，肝郁化火者平肝降火，痰热内扰者清热化痰。

③ 治疗失眠首选心经原穴神门穴和心包经络穴内关穴宁心安神，为治疗失眠的主穴；四神聪穴位于巅顶，入络于脑，可清头目宁神志；三阴交穴益气养血。

辨证刮痧

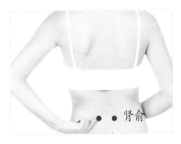

【心脾两虚】

主要症状： 多梦易醒，心悸健忘，身疲力乏，饮食无味，面无血色。

对证加穴： 肾俞（益肾助阳）、胃俞（健脾助运）。

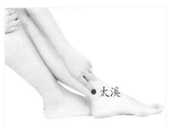

【阴虚火旺】

主要症状： 心烦失眠，头晕耳鸣，口干，手足心热。

对证加穴： 太溪（补益肾气）、命门（补肾壮阳）。

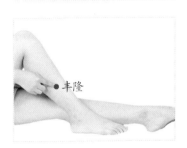

【痰热内扰】

主要症状： 失眠，胸闷头重，心烦口苦，目眩。

对证加穴： 足三里（补益肝肾）、丰隆（清热利湿）。

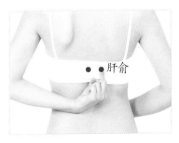

【肝郁化火】

主要症状： 失眠，性情急躁易怒，不思饮食，口渴喜饮，目赤口苦，小便黄，便秘。

对证加穴： 肝俞（疏肝解郁）、胆俞（利胆化瘀）。

〜 **李志刚教授提醒** 〜

作息要有规律，养成良好的睡眠习惯，睡前避免从事紧张、兴奋的活动，养成定时就寝的习惯。注意睡眠环境的安宁，床铺要舒适，卧室光线要柔和，去除各种可能影响睡眠的外在因素。

疲劳综合征

疲劳综合征即慢性疲劳综合征。典型表现为短期记忆力减退或注意力不集中、咽痛、肌肉酸痛、无红肿的关节疼痛、头痛、睡眠后精力不能恢复、体力或脑力劳动后身体感觉不适等。患者多表现为神经系统疲劳、心血管系统疲劳、骨骼肌系统疲劳，持续达半年以上。

基础穴位

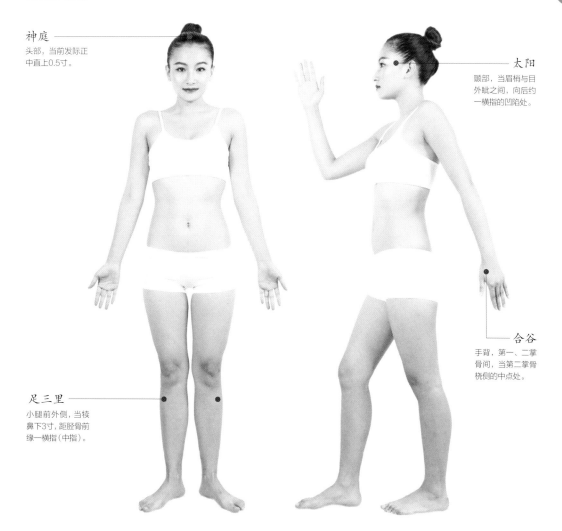

神庭
头部，当前发际正中直上0.5寸。

太阳
颞部，当眉梢与目外眦之间，向后约一横指的凹陷处。

合谷
手背，第一、二掌骨间，当第二掌骨桡侧的中点处。

足三里
小腿前外侧，当犊鼻下3寸，距胫骨前缘一横指（中指）。

基础操作

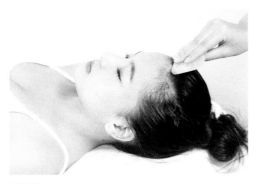

刮拭神庭

用面刮法刮拭双侧神庭穴10~15次，力度适中，以潮红发热为度。

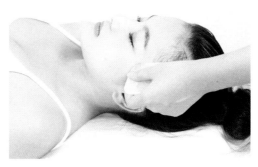

刮拭太阳

手握刮痧板与皮肤成45°角，用角刮法刮拭太阳穴1~2分钟，以潮红发热即可。

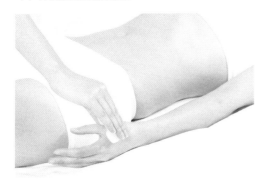

刮拭合谷

用角刮法刮拭合谷穴10~15次，力度适中，以潮红为度。

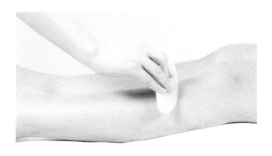

刮拭足三里

用面刮法刮拭足三里穴10~15次，力度适中，以潮红为度。

小穴位，大疗效

中医学认为本病与肝、脾、肾的病变有关，其病理机制主要在于劳累过度、情志内伤或反复患病，导致肝、脾、肾功能失调。

故选择神庭穴、太阳穴、合谷穴、足三里穴进行刮痧治疗。神庭穴、太阳穴清利头目、健脑益神；合谷通行气血、镇痛宁神。

③

足三里穴疏肝理气、健脾益气、恢复体力。诸穴合用，共奏宁心安神、驱除疲劳之功。

辨证刮痧

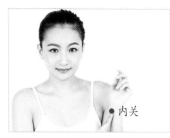

【气血亏虚】

主要症状： 疲乏无力，动则加剧，面色苍白，唇甲无华，心悸失眠，神疲懒言，饮食减少。

对证加穴： 内关（宁心安神）、照海（调和阴阳）。

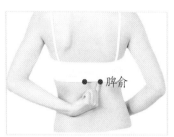

【肝郁脾虚】

主要症状： 疲乏无力，头晕心悸，胸胁胀满，纳呆腹胀，便溏不爽，肠鸣或腹痛欲泻，泻后痛减。

对证加穴： 脾俞（健脾益气）、太冲（疏肝理气）。

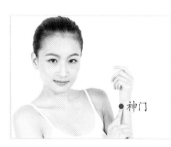

【心脾两虚】

主要症状： 疲乏无力，多梦易醒，心悸健忘，头晕目眩，肢倦神疲，饮食无味，面色少华。

对证加穴： 神门（宁心安神）、太溪（补益肾气）。

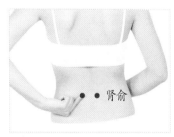

【心肾不交】

主要症状： 疲乏无力，心烦不宁，健忘多梦，心悸怔忡，腰膝酸软，甚或遗精。

对证加穴： 肾俞（益肾助阳）、心俞（通络安神）。

∽ 李志刚教授提醒 ∽

刮痧治疗可以较好地缓解躯体疲劳的自觉症状，能调节患者的情绪和睡眠，并在一定程度上改善患者体质虚弱的状况。还可以配合饮食疗法，补充维生素和矿物质，必要时服用抗抑郁药物。

高脂血症

　　血脂主要是指血清中的胆固醇和甘油三酯。无论是胆固醇含量增高，还是甘油三酯的含量增高，或是两者皆增高，统称为高脂血症。高脂血症可直接引起一些严重危害人体健康的疾病，如脑卒中、冠心病、心肌梗死等，也是导致高血压病、糖尿病的一个重要危险因素。

基础穴位

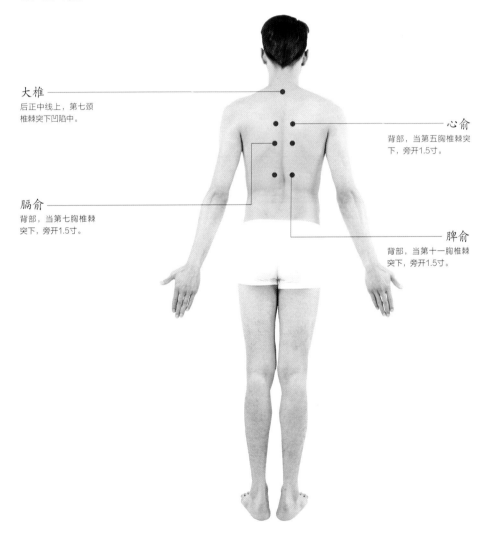

大椎
后正中线上，第七颈椎棘突下凹陷中。

心俞
背部，当第五胸椎棘突下，旁开1.5寸。

膈俞
背部，当第七胸椎棘突下，旁开1.5寸。

脾俞
背部，当第十一胸椎棘突下，旁开1.5寸。

基础操作

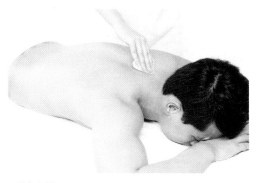

刮拭大椎

用面刮法刮拭大椎穴，力度微重，速度较慢，刮拭30次，可不出痧。

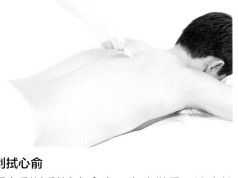

刮拭心俞

用角刮法刮拭心俞穴，力度微重，速度较慢，刮拭30次，可不出痧。

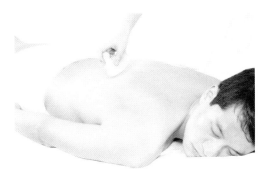

刮拭膈俞

用面刮法刮拭膈俞穴，力度微重，速度较慢，刮拭30次，可不出痧。

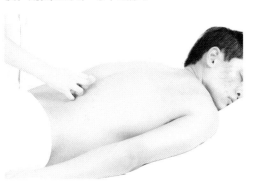

刮拭脾俞

用角刮法刮拭脾俞穴，力度微重，速度较慢，刮拭30次，可不出痧。

小穴位，大疗效

①

中医认为，高血脂的产生与肝、脾、肾三脏关系最为密切，其中尤以脾、肾为要。血脂过高是体内运化失常、痰湿蕴积所为，故而降血脂应遵循化痰祛湿的原则。

②

所以可取大椎穴行气助阳、燥湿化痰；再配上背部俞穴心俞穴宽胸理气、通络安神；膈俞穴养血和营；脾俞穴健脾和胃、利湿升清。

③

诸穴配伍，有益气养血、化痰祛湿之功，增强脏腑运化代谢功能，分清别浊，消除痰湿生长的内在环境。

辨证刮痧

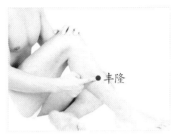

【痰浊郁阻】

主要症状： 形体肥胖，身重乏力，嗜食肥甘厚味，头晕头重，胸闷腹胀，食少恶心，咳嗽有痰。

对证加穴： 丰隆（健脾祛湿、化痰）、足三里（生发胃气、燥化脾湿）。

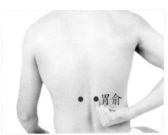

【脾虚失运】

主要症状： 形体肥胖，身体困重，肢软无力，头昏，头重如裹，食欲不振，脘腹胀满，便溏，恶心。

对证加穴： 胃俞（健脾助运）、三焦俞（调利三焦）。

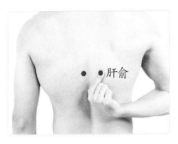

【肝气郁滞】

主要症状： 胸闷憋气，胸痛，两胁胀痛，喜嗳气，头晕头痛，手颤肢麻。

对证加穴： 肝俞（疏肝利胆）、胆俞（外散胆腑之热）。

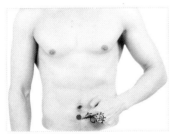

【肾失气化】

主要症状： 形体肥胖，腰膝酸软，尿液浑浊甚至涩痛，头昏眼花，耳鸣，畏寒肢冷，面色白，食少腹胀，尿少浮肿。

对证加穴： 气海（益气助阳）、关元（固本培元）。

～ 李志刚教授提醒 ～

　　高血脂患者首先要节制饮食，少吃动物内脏和其他高脂肪类食物。精致食物、快餐类、奶油、巧克力的食用数量，也必须给予相应的限制。胆固醇过高者，应少食蛋黄、肉类（特别是肥肉）、鸡皮、鸭皮、虾皮、鱼子、鱼脑等胆固醇高的食物。

肥胖病

肥胖是指一定程度的明显超重与脂肪层过厚，是体内脂肪尤其是甘油三酯积聚过多而导致的一种状态。肥胖严重者容易引起血压高、心血管病、肝脏病变、肿瘤、睡眠呼吸暂停等一系列的问题。本症状是由于食物摄入过多或机体代谢改变而导致体内脂肪积聚过多，造成体重过度增长。

基础穴位

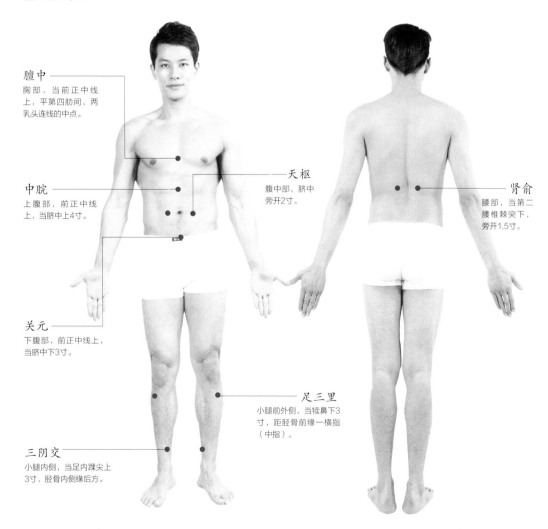

膻中
胸部，当前正中线上，平第四肋间，两乳头连线的中点。

中脘
上腹部，前正中线上，当脐中上4寸。

关元
下腹部，前正中线上，当脐中下3寸。

三阴交
小腿内侧，当足内踝尖上3寸，胫骨内侧缘后方。

天枢
腹中部，脐中旁开2寸。

肾俞
腰部，当第二腰椎棘突下，旁开1.5寸。

足三里
小腿前外侧，当犊鼻下3寸，距胫骨前缘一横指（中指）。

131

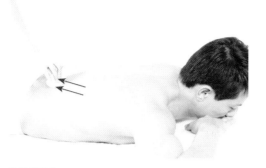

刮拭肾俞

用面刮法刮拭腰部肾俞穴，力度重，由上至下，至出痧为止。

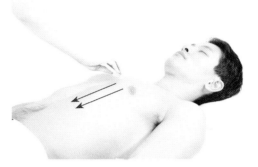

刮拭膻中、中脘

用角刮法刮拭从膻中穴刮至中脘穴，力度微重，以出痧为度。

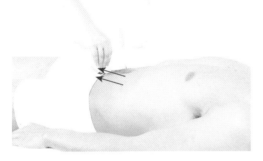

刮拭天枢、关元

用角刮法刮拭双侧天枢穴至关元穴30次，由上至下，力度适中，可不出痧。

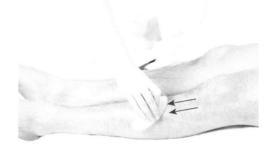

刮拭足三里、三阴交

用面刮法分别刮拭足三里穴和三阴交穴30次，由上至下，力度适中，可不出痧。

小穴位，大疗效

本病的发生主要由于多吃、贪睡、少动，与肺、肝、脾、胃、肾等诸多脏腑的功能失调有关。肥胖病多责之脾胃肠腑。

本病病机主要有肺失宣降、胃肠腑热、肝郁气滞、脾肾阳虚、痰湿痹阻，痰湿闭阻又是其中最主要的原因。中脘穴乃胃募、腑会，天枢穴为大肠的募穴，合用可通利肠腑，降浊消脂。

足三里穴、三阴交穴分利水湿；关元穴、肾俞穴调理脾、肝、肾；膻中穴宽胸理气。诸穴合用可健脾胃、利肠腑、化痰浊、消浊脂。

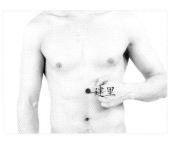

【痰湿闭阻】

主要症状： 肥胖以面、颈部为甚，按之松弛，头身沉重，心悸气短，胸腹满闷，嗜睡懒言，口黏纳呆，大便黏滞不爽，间或溏薄，小便如常或尿少，身肿，舌胖大而淡、边有齿印、苔腻，脉滑或细缓无力。

对证加穴： 建里（和胃健脾）、上巨虚（调和肠胃）。

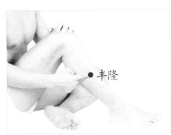

【胃肠腑热】

主要症状： 体质肥胖，上下匀称，按之结实，消谷善饥，食欲亢进，口干欲饮，怕热多汗，急躁易怒，腹胀便秘，小便短黄，舌质红、苔黄腻，脉滑有力。

对证加穴： 丰隆（健脾祛湿、化痰）、胃俞（和胃降逆、健脾助运）。

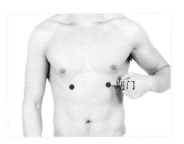

【肝郁气滞】

主要症状： 胸胁胀满，连及乳房和脘腹，时有微痛，走窜不定，每因情志变化而增减，喜叹息，得嗳气或矢气则舒，纳呆食少，苔薄白，脉弦。

对证加穴： 期门（疏肝健脾、理气活血）、太冲（疏肝养血、清利下焦）。

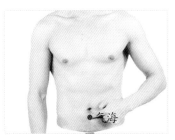

【脾肾阳虚】

主要症状： 尿频，小便多，肢体倦怠，腰腿酸软，面足浮肿，纳差腹胀，大便溏薄，舌淡、苔白，脉弦细无力。

对证加穴： 气海（益气助阳、调经固经）、脾俞（健脾和胃、利湿升清）。

～ 李志刚教授提醒 ～

在治疗取得疗效后仍应调控饮食，坚持运动，以防体重回升。改变不良的饮食和生活习惯，食物宜清淡，少食肥甘厚腻及煎炸之品，用餐需细嚼慢咽，限定食量，少吃零食，忌过度睡眠，坚持适度的体力劳动和体育锻炼。

水肿

水肿是指血管外的组织间隙中有过多的体液积聚，为临床常见症状之一。水肿是全身出现气化功能障碍的一种表现，与肺、脾、肾、三焦各脏腑密切相关。依据症状表现不同而分为阳水、阴水二类，常见于肾炎、肺心病、肝硬化、营养障碍及内分泌失调等疾病。

基础穴位

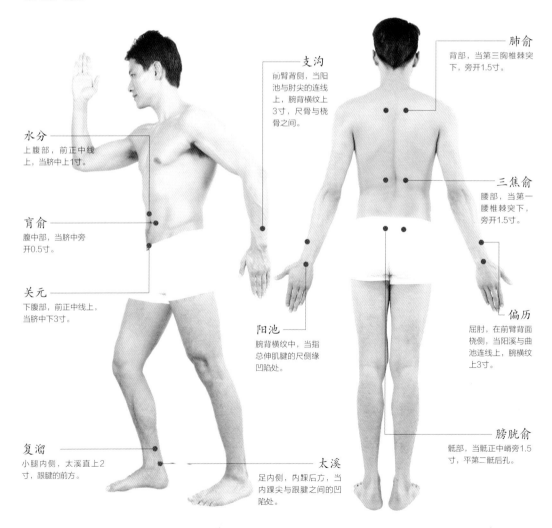

支沟
前臂背侧，当阳池与肘尖的连线上，腕背横纹上3寸，尺骨与桡骨之间。

肺俞
背部，当第三胸椎棘突下，旁开1.5寸。

水分
上腹部，前正中线上，当脐中上1寸。

肓俞
腹中部，当脐中旁开0.5寸。

关元
下腹部，前正中线上，当脐中下3寸。

三焦俞
腰部，当第一腰椎棘突下，旁开1.5寸。

阳池
腕背横纹中，当指总伸肌腱的尺侧缘凹陷处。

偏历
屈肘，在前臂背面桡侧，当阳溪与曲池连线上，腕横纹上3寸。

复溜
小腿内侧，太溪直上2寸，跟腱的前方。

太溪
足内侧，内踝后方，当内踝尖与跟腱之间的凹陷处。

膀胱俞
骶部，当骶正中嵴旁1.5寸，平第二骶后孔。

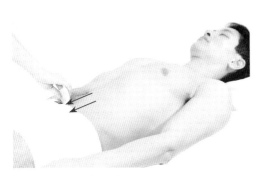

刮拭水分、肓俞、关元
用面刮法从上往下刮拭水分穴、肓俞穴至关元穴30次，至出痧为止。

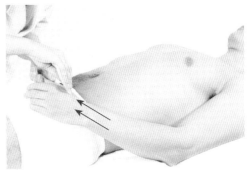

刮拭偏历、支沟、阳池
用面刮法从上往下刮拭偏历穴、支沟穴、阳池穴30次，力度适中，至潮红出痧为度。

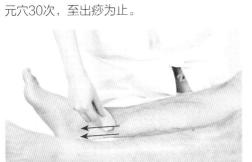

刮拭复溜、太溪
以刮痧板厚边棱角边侧为着力点，刮拭复溜穴至太溪穴30次，可不出痧。

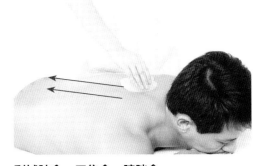

刮拭肺俞、三焦俞、膀胱俞
用面刮法从肺俞穴刮至膀胱俞穴，途经三焦俞穴，刮拭10~15次，以出痧为度。

小穴位，大疗效

①

本病又名"水气"，其病本在肾，其标在肺，其制在脾，肺、脾、肾三脏功能失调，膀胱气化无权，三焦水道失畅，水液停聚，泛溢肌肤而成水肿。

②

本病的治疗原则是疏风利水或温阳利水。水分穴、肓俞穴、关元穴，通利水道、利尿行水；三焦俞穴、膀胱俞穴温阳化气、利水消肿；复溜穴、太溪穴利水渗湿。

③

偏历穴、支沟穴、阳池穴、肺俞穴疏风宣肺、通调水道。诸穴合用，水道可通，肿胀可除。

糖尿病

　　糖尿病是由于血液中胰岛素相对不足，导致血糖过高出现糖尿，进而引起脂肪和蛋白质代谢紊乱的常见内分泌代谢性疾病。临床上可出现多尿、烦渴、多饮、多食、消瘦等表现，持续高血糖与长期代谢紊乱等症状可导致眼、肾、心血管系统及神经系统的损害及其功能障碍或衰竭。

基础穴位

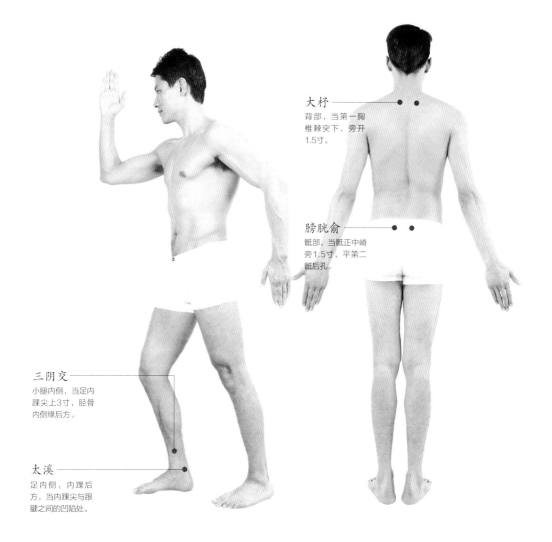

大杼
背部，当第一胸椎棘突下，旁开1.5寸。

膀胱俞
骶部，当骶正中嵴旁1.5寸，平第二骶后孔。

三阴交
小腿内侧，当足内踝尖上3寸，胫骨内侧缘后方。

太溪
足内侧，内踝后方，当内踝尖与跟腱之间的凹陷处。

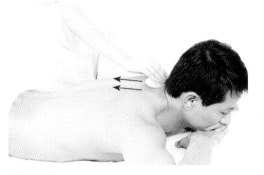

刮拭大杼

用刮痧板边缘从上往下刮大杼穴，力度适中，刮拭30次，以出痧为度。

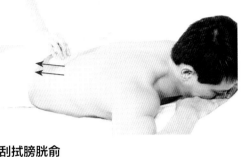

刮拭膀胱俞

用刮痧板边缘从上往下刮膀胱俞穴，力度适中，刮拭30次，以出痧为度。

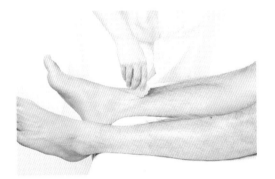

刮拭三阴交

用刮痧板角部刮拭三阴交穴2分钟，力度微重，以皮肤潮红为度。

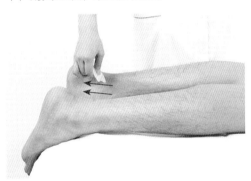

刮拭太溪

用刮痧板角部从上往下刮拭太溪穴，力度微重，以皮肤潮红为度。

小穴位，大疗效

①

糖尿病以阴虚为本，燥热为标。燥热在肺，肺燥津伤，则口渴多饮；热郁于胃，消灼胃液，则消谷善饥；虚火在肾，肾虚精亏，封藏失职，则尿多稠浑。

②

糖尿病因肺燥、胃热、肾虚所致，故取大杼穴清热润肺、生津止渴；取膀胱俞穴、三阴交穴清胃泻火、和中养阴；取太溪穴益肾滋阴、增液润燥。

③

诸穴合用，共奏生津滋阴之功。上消清热润肺、生津止渴，中消清胃泻火、和中养阴，下消滋阴益肾、培元固本。

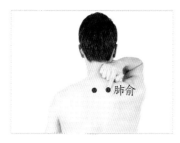

【燥热伤肺（上消）】

主要症状： 烦渴多饮，口干咽燥，多食易饥，小便量多，大便干结。

对证加穴：**肺俞（调补肺气）、中府（清泻肺热）。**

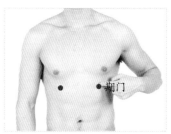

【胃燥津伤（中消）】

主要症状： 消谷善饥，大便秘结，口干欲饮，形体消瘦，小便量多。

对证加穴：**期门（疏肝健脾）、章门（清利湿热）。**

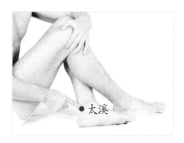

【肾阴亏虚（下消）】

主要症状： 尿频量多，小便浑浊，头晕目眩，耳鸣，视物模糊，口干唇燥，失眠心烦。

对证加穴：**太溪（补益肾气）、涌泉（散热利咽）。**

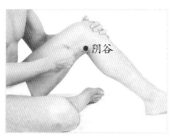

【阴阳两虚】

主要症状： 小便频数，混浊如膏，面色黧黑，憔悴，耳轮焦干，腰膝酸软，四肢乏力欠温，性欲减退。

对证加穴：**阴谷（补益肾气）、气海（补肾阴肾阳）。**

～ 李志刚教授提醒 ～

刮痧治疗糖尿病对早、中期患者及轻型患者效果较好，若病程长而病重者应积极配合药物治疗。严格控制饮食、限制碳水化合物的摄入，饮食增加蔬菜、蛋白质和脂肪类食物。

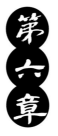

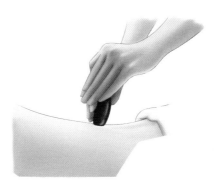

"刮"走尴尬，
男人女人自信回

肾藏精，主骨生髓，主纳气，开窍于耳和前后二阴。肾与机体的生长、发育关系最为密切，为"先天之本"。一般而言，肾脏疾患以虚证为主，可分为肾阴亏虚和肾阳不足两大类。症见两性生殖疾病如月经不调、崩漏、慢性盆腔炎、带下病、不育症、遗精等病症。

月经不调

月经不调是指月经的周期、经色、经量、经质发生了改变，可伴月经前、经期时的腹痛及全身症状。病因可能是器质性病变或是功能失常。临床有月经先期、月经后期和月经先后无定期几种情况。妇科检查、卵巢功能测定、超声波检查有助于本病的病因诊断。

基础穴位

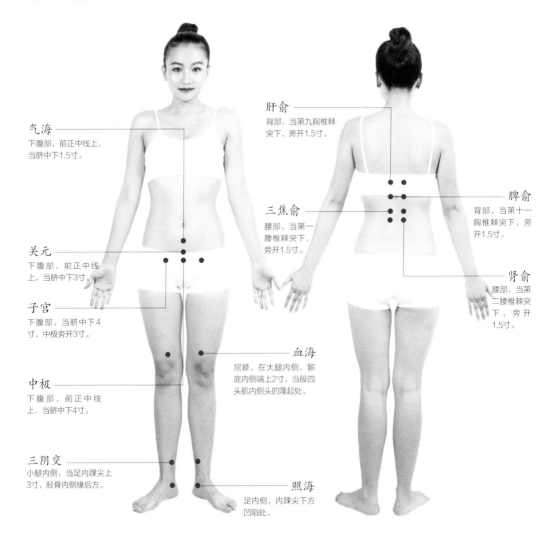

气海
下腹部，前正中线上，当脐中下1.5寸。

关元
下腹部，前正中线上，当脐中下3寸。

子宫
下腹部，当脐中下4寸，中极旁开3寸。

中极
下腹部，前正中线上，当脐中下4寸。

三阴交
小腿内侧，当足内踝尖上3寸，胫骨内侧缘后方。

肝俞
背部，当第九胸椎棘突下，旁开1.5寸。

三焦俞
腰部，当第一腰椎棘突下，旁开1.5寸。

脾俞
背部，当第十一胸椎棘突下，旁开1.5寸。

肾俞
腰部，当第二腰椎棘突下，旁开1.5寸。

血海
屈膝，在大腿内侧，髌底内侧端上2寸，当股四头肌内侧头的隆起处。

照海
足内侧，内踝尖下方凹陷处。

基础操作

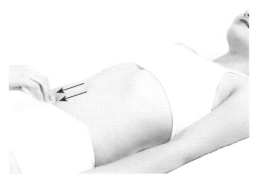

刮拭气海、关元、中极、子宫

用刮痧板边缘从气海穴开始刮至关元穴、中极穴、子宫穴20～30次，出痧为度。

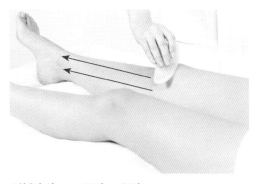

刮拭血海、三阴交、照海

用面刮法从血海穴经三阴交刮至照海穴，从上往下刮拭20～30次，出痧为度。

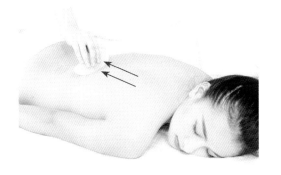

刮拭肝俞、脾俞

用面刮法从肝俞穴刮至脾俞穴，重复20～30次，刮至不再出现新痧为止。

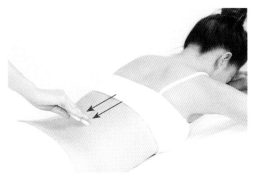

刮拭三焦俞、肾俞

用面刮法从三焦俞穴刮至肾俞穴，力度均匀，刮拭20～30次，刮至不再出现新痧为止。

小穴位，大疗效

中医认为本病的发生常与感受寒邪、饮食伤脾或情志不畅等因素有关，脏腑功能失常，气血不和，冲任二脉损伤，出现月经不调。

冲任失调是本病的主要病机。气海穴、关元穴、中极穴、子宫穴是调理冲任的要穴；血海穴、三阴交穴均属脾经，三阴交穴还与肝、肾二经交会，为妇科理血调经要穴。

照海穴、肝俞穴、脾俞穴、三焦俞穴、肾俞穴令气血生化之源旺盛。诸穴合用，温通胞脉、活血通经。

辨证刮痧

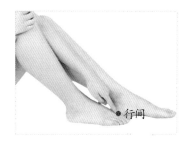

【实热证】

主要症状： 经血色深红、质稠，兼口渴欲饮。

对证加穴：行间（清热熄风、调经止痛）、大椎（解表通阳、补虚宁神）。

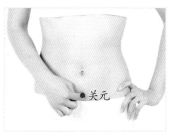

【寒凝证】

主要症状： 经血色暗红，有血块，兼小腹冷痛。

对证加穴：关元（固本培元、温暖胞宫）、腰阳关（除湿降浊、强健腰膝）。

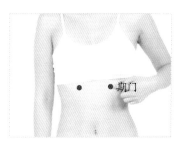

【肝郁证】

主要症状： 经血色暗，小腹胀痛拒按，或胸胁乳房胀痛。

对证加穴：期门（疏肝健脾、理气活血）、太冲（疏肝养血、清利下焦）。

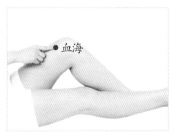

【气血虚弱】

主要症状： 经血色淡，质稀，量少，兼面色苍白，小腹隐痛喜按。

对证加穴：足三里（益气养血，养生保健要穴）、血海（健脾化湿、调经统血）。

～李志刚教授提醒～

把握时机有助于提高治疗月经不调的效果，一般在月经来潮前3～5天开始治疗，直到月经结束为止，要注意生活调养和经期卫生，如畅达情志、调节寒温、适当休息、忌食生冷和辛辣食物等。

闭经

闭经是妇科疾病中常见的症状，可由各种不同的原因引起，通常分为原发性和继发性闭经。凡年过18岁仍未行经者称为原发性闭经；在月经初潮以后，正常绝经以前的任何时间内（妊娠或哺乳期除外），月经闭止超过6个月者称为继发性闭经。

基础穴位

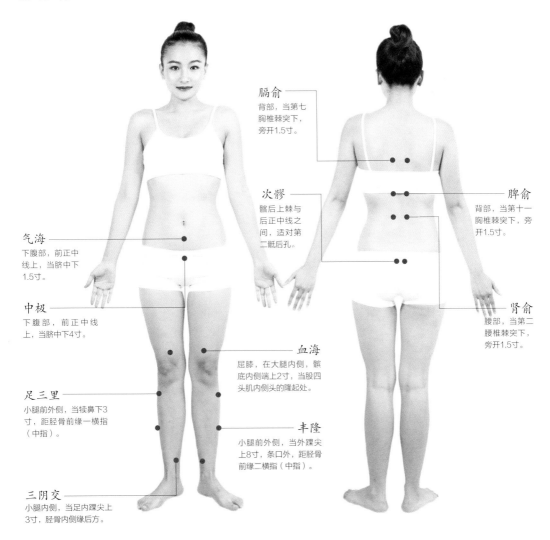

膈俞
背部，当第七胸椎棘突下，旁开1.5寸。

次髎
骶后上棘与后正中线之间，适对第二骶后孔。

气海
下腹部，前正中线上，当脐中下1.5寸。

中极
下腹部，前正中线上，当脐中下4寸。

足三里
小腿前外侧，当犊鼻下3寸，距胫骨前缘一横指（中指）。

三阴交
小腿内侧，当足内踝尖上3寸，胫骨内侧缘后方。

血海
屈膝，在大腿内侧，髌底内侧端上2寸，当股四头肌内侧头的隆起处。

丰隆
小腿前外侧，当外踝尖上8寸，条口外，距胫骨前缘二横指（中指）。

脾俞
背部，当第十一胸椎棘突下，旁开1.5寸。

肾俞
腰部，当第二腰椎棘突下，旁开1.5寸。

143

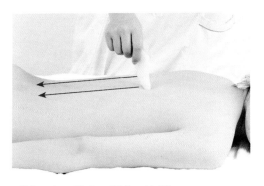

刮拭膈俞、脾俞、肾俞、次髎
用面刮法自上往下刮拭膈俞穴、脾俞穴、肾俞穴、次髎穴30次，以潮红出痧为度。

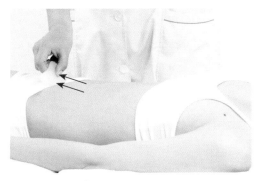

刮拭气海、中极
用面刮法从气海穴刮至中极穴30次，以潮红出痧为度。

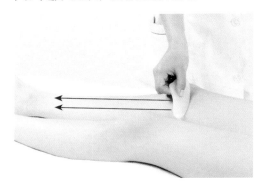

刮拭血海、三阴交
用面刮法刮拭血海穴至三阴交穴30次，从上往下刮拭，手法连贯，刮至潮红出痧为度。

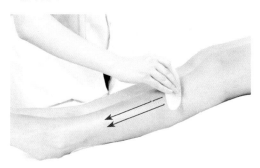

刮拭足三里、丰隆
用面刮法刮拭足三里穴至丰隆穴30次，从上往下刮拭，刮至潮红出痧为度。

小穴位，大疗效

中医学认为闭经的病因不外虚、实两端：虚者因肝肾不足，气血虚弱，血海空虚，无血可下；实者由气滞血瘀，寒气凝结，阻隔冲任，经血不通。

闭经病位主要在肝，与脾、肾也有关联。膈俞穴、脾俞穴、肾俞穴调理脏腑，补益肝肾；次髎穴、气海穴、中极穴活血化瘀、温经通络。

血海穴、足三里穴、丰隆穴、三阴交穴调畅冲任、调理胞宫气血。诸穴合用，化瘀通经、行气活血，可以很好地缓解并改善闭经。

辨证刮痧

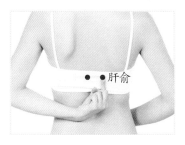
肝俞

【肝肾亏虚】

主要症状： 月经超龄未至，或由月经后期、量少逐渐至闭经，头晕耳鸣，腰膝酸软，舌红、少苔，脉沉弱或细涩。

对证加穴：肝俞（疏肝利胆）、太溪（补益肾气）。

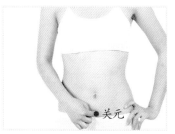
关元

【气血不足】

主要症状： 月经周期逐渐后延，经量少而色淡，继而闭经，面色无华，头晕目眩，心悸气短，神疲肢倦，食欲不振，舌质淡、苔薄白，脉沉缓或细弱无力。

对证加穴：关元（固本培元、导赤通淋）、带脉（行气活血、温补肝肾）。

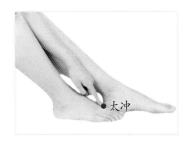
太冲

【气滞血瘀】

主要症状： 月经数月不行，小腹胀痛拒按，精神抑郁，烦躁易怒，胸胁胀满，舌质紫暗或有瘀斑，脉沉弦或涩而有力。

对证加穴：太冲（疏肝养血、清利下焦）、期门（疏肝健脾、理气活血）。

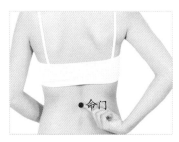
命门

【寒湿凝滞】

主要症状： 月经数月不行，小腹冷痛拒按，得热则减，形寒肢冷，面色青白，舌紫暗、苔白，脉沉弦。

对证加穴：命门（补肾壮阳）、大椎（祛风散寒）。

～ 李志刚教授提醒 ～

闭经必须进行认真检查，以明确发病原因，采取相应的治疗。因先天性生殖器官异常或后天器质性损伤所致无月经者，不属于刮痧治疗范围。生活起居要有规律，经期忌受凉和过食生冷食物。注意情绪调节，保持乐观心态。

痛经

痛经是指妇女在月经前后或经期，出现下腹部或腰骶部剧烈疼痛，严重时伴有恶心、呕吐、腹泻，甚则昏厥。其发病原因常与精神因素、内分泌及生殖系统局部病变有关。痛经分为原发性痛经和继发性两类，前者指生殖器官无器质性病变的痛经，占痛经90%以上；后者指由盆腔器质性疾病引起的痛经。

基础穴位

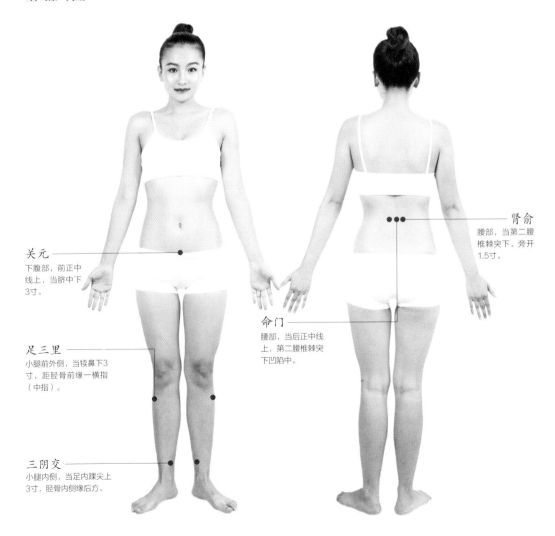

关元
下腹部，前正中线上，当脐中下3寸。

足三里
小腿前外侧，当犊鼻下3寸，距胫骨前缘一横指（中指）。

三阴交
小腿内侧，当足内踝尖上3寸，胫骨内侧缘后方。

肾俞
腰部，当第二腰椎棘突下，旁开1.5寸。

命门
腰部，当后正中线上，第二腰椎棘突下凹陷中。

基础操作

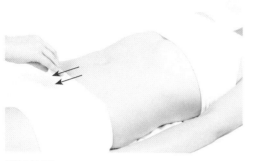

刮拭关元
用角刮法自上而下刮拭关元穴30次，以出痧为度。

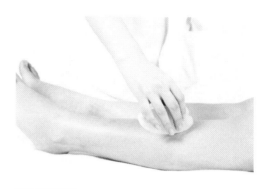

刮拭足三里
用刮板角部边缘刮拭足三里穴30次，以皮肤潮红出痧为度。

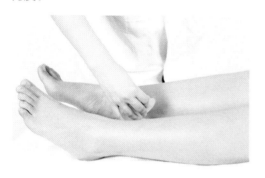

刮拭三阴交
用刮板角部边缘刮拭三阴交穴30次，以皮肤潮红出痧为度。

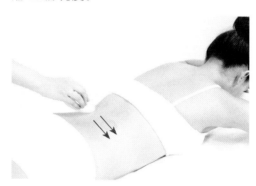

刮拭命门、肾俞
用刮痧板角部从命门穴分别刮至两侧肾俞穴，刮拭30次，以出痧为度。

小穴位，大疗效

① 痛经的发生与冲任二脉及胞宫的周期生理变化密切相关。如若经期前后冲任二脉气血不和，脉络受阻，导致胞宫的气血运行不畅，"不通则痛"；或胞宫失于濡养，"不荣则痛"。

② 关元穴属任脉，通于胞宫，与足三阴经交会，刮拭可行气活血、化瘀止痛；三阴交穴为足三阴经的交会穴，与足三里共同调理脾、肝、肾；命门穴、肾俞穴可调血通经止痛。

③ 寒湿凝滞、气滞血瘀者温经散寒、化瘀止痛；气血不足者益气养血、调补冲任。诸穴合用，对缓解痛经有很好的效果。

辨证刮痧

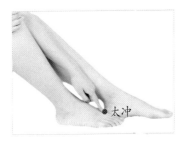

【气滞血瘀】

主要症状： 经前或经期小腹胀痛拒按，经血色紫、有血块，兼乳房胀痛。

对证加穴：太冲（疏肝养血）、膈俞（养血和营）。

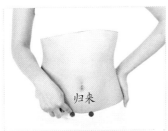

【寒凝血瘀】

主要症状： 小腹冷痛拒按，得热痛减，月经量少色暗。

对证加穴：关元俞（温肾壮阳、培补元气）、归来（调经止带、活血化瘀）。

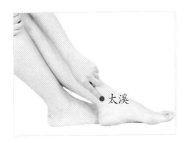

【肾气亏虚】

主要症状： 经后小腹绵绵作痛，兼有月经色暗、量少，腰骶酸痛。

对证加穴：太溪（补益肾气）、地机（调经止带）。

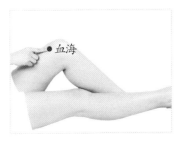

【气血不足】

主要症状： 经期或经后小腹隐痛喜按，且有空坠不适之感，月经量少、色淡、质清稀，神疲乏力，头晕眼花，心悸气短。

对证加穴：血海（调经统血）、脾俞（利湿升清）。

～ 李志刚教授提醒 ～

在经前或经期避免饮用冷水、游泳、涉水、淋雨，防止寒湿之邪的入侵。

饮食上要忌生冷、辛辣、油腻食物，避免暴饮暴食，防止对胃肠道的刺激。月经期间禁止房事。

崩漏

崩漏是指妇女非周期性子宫出血。发病急骤，暴下如注，大量出血者为"崩"；病势缓，出血量少，淋漓不绝者为"漏"。崩与漏虽出血情况不同，但在发病过程中两者常互相转化，如血量渐少，可能转化为漏，漏势发展又可能变为崩，故临床多以"崩漏"并称。青春期和更年期妇女多见。

基础穴位

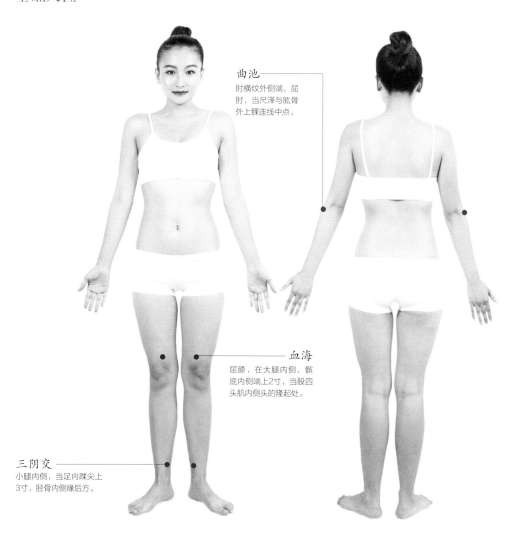

曲池
肘横纹外侧端，屈肘，当尺泽与肱骨外上髁连线中点。

血海
屈膝，在大腿内侧，髌底内侧端上2寸，当股四头肌内侧头的隆起处。

三阴交
小腿内侧，当足内踝尖上3寸，胫骨内侧缘后方。

基础操作

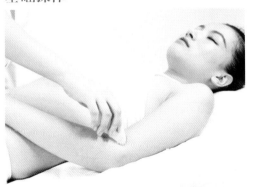 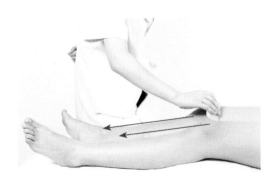

刮拭曲池

以刮痧板厚边棱角边侧为着力点，着力于曲池穴，施以旋转回环的连续刮拭动作30次，以出痧为度。

刮拭血海、三阴交

以刮痧板厚棱面侧为着力点，刮痧板与表面皮肤成90°角，从血海穴刮至三阴交穴30次，至皮肤出痧为止。

小穴位，大疗效

崩漏的病机主要是冲任损伤，不能固摄，以致经血从胞宫非时妄行。常见病因有血热、血瘀、肾虚、脾虚等。病变涉及冲任二脉及肝、脾、肾三脏。三阴交为足三阴经交会穴，可调疏足三阴之经气，以健脾胃、益肝肾、补气血、调经水；血海为足太阴脾经要穴，可止血调经；曲池可调理经血。诸穴合用，共奏补气摄血、养血调经之功。

～ 李志刚教授提醒 ～

不同年龄阶段妇女患崩漏的病机和治疗不一样，如青春期患者多属天癸初至，先天肾气不足，治疗以补肾为主。育龄期患者多见肝郁血热，治疗以疏肝理气，调补肝肾为主。崩漏血止后，可配合食疗，如党参30克，红枣30克，煎服代茶；如胃纳不佳可加生山楂15克同煮，或服红枣赤豆羹等。平时注意不要冒雨涉水，若发生衣裤淋湿的现象一定要及时更换衣裤。

辨证刮痧

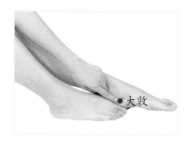

【血热内扰】

主要症状： 经血量多或淋漓不净，血色深红或紫红，质黏稠夹有少量血块，面赤头晕，烦躁易怒，渴喜冷饮，便秘尿赤，舌红、苔黄，脉弦数或滑数。

对证加穴：大敦（回阳救逆、调经通淋）、行间（清热熄风、调经止痛）。

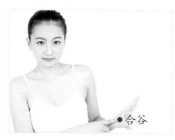

【气滞血瘀】

主要症状： 月经漏下淋漓不绝或骤然暴下，色暗或黑，小腹疼痛，血下痛减，舌质紫暗或有瘀斑，脉沉涩或弦紧。

对证加穴：合谷（镇静止痛、通经活经）、太冲（疏肝养血、清利下焦）。

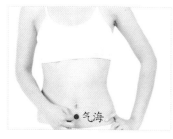

【肾阳亏虚】

主要症状： 经血量多或淋漓不净，色淡质稀，精神不振，面色晦暗，畏寒肢冷，腰膝酸软，小便清长，舌淡、苔薄，脉沉细无力。

对证加穴：气海（调经固经）、命门（补肾壮阳）。

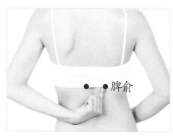

【气血不足】

主要症状： 经血量少，淋漓不净，色淡质稀，神疲懒言，面色萎黄，动则气短，头晕心悸，纳呆便溏，舌胖而淡或边有齿痕、苔薄白，脉细无力。

对证加穴：脾俞（健脾和胃、利湿升清）、足三里（固本培元、升降气机）。

～ 李志刚教授提醒 ～

对于血量多、病势急的患者，应采取综合治疗措施。绝经期妇女如反复多次出血，应做妇科检查，排除肿瘤致病因素。患者应注意饮食调摄，加强营养，忌食辛辣及生冷饮食，防止过度劳累。

慢性盆腔炎

慢性盆腔炎指的是女性内生殖器官、周围结缔组织及盆腔腹膜发生的慢性炎症。该病会反复发作，经久不愈。常因急性炎症治疗不彻底或因患者体质差，病情复发所致。临床表现主要有下腹坠痛或腰骶部酸痛拒按，伴有低热、白带多、月经多、不孕等。

基础穴位

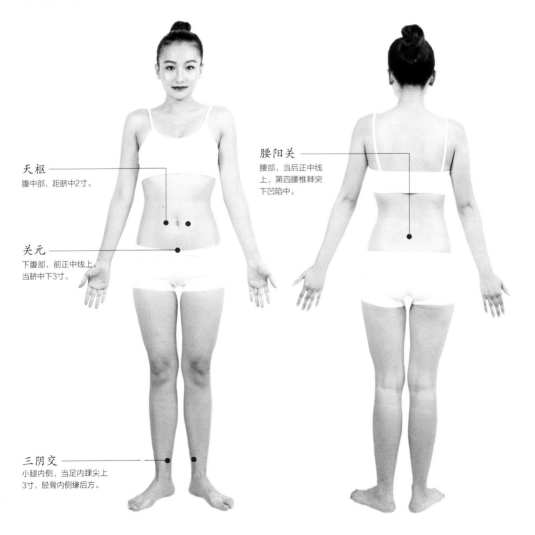

天枢
腹中部，距脐中2寸。

关元
下腹部，前正中线上，当脐中下3寸。

三阴交
小腿内侧，当足内踝尖上3寸，胫骨内侧缘后方。

腰阳关
腰部，当后正中线上，第四腰椎棘突下凹陷中。

基础操作

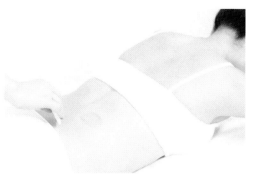

刮拭腰阳关

以厚棱角面侧为着力点，重刮腰阳关穴30次，出痧为度。

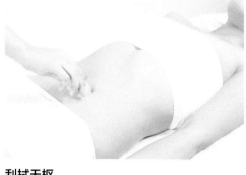

刮拭天枢

以刮痧板厚棱角面侧为着力点，刮拭天枢穴30次，至皮肤出痧为止。

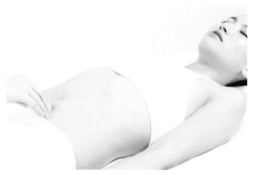

刮拭关元

以刮痧板厚棱角面侧为着力点，刮拭关元穴30次，至皮肤出痧为止。

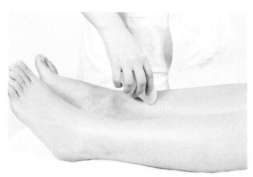

刮拭三阴交

以刮痧板厚边棱角边侧着力于三阴交穴，施以旋转回环的连续刮拭动作30次。

小穴位，大疗效

本病的病变位置主要是在肝、脾、肾三脏，涉及到冲任二脉。病变初期以实证为主，多见湿热壅盛、瘀热内结；病久邪气滞留，损伤正气，则出现气滞血瘀、脾肾不足的虚实夹杂证。

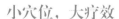

腰阳关穴能调冲任、理下焦；关元穴、天枢穴调理肝、脾、肾；三阴交穴为足三阴经交会穴，有健脾胃、益肝肾、理气血、祛湿热之功效。

上述穴位配伍，有清热利湿、行气活血、化瘀止痛之功，可以很好地缓解慢性盆腔炎及其伴有的低热、白带多、月经多、不孕等症状。

辨证刮痧

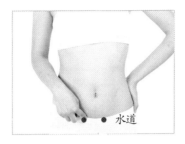

水道

【湿热下注】

主要症状：经行前后发热，下腹部疼痛拒按，带下色黄或臭，小便黄赤，大便不通。

对证加穴：阴陵泉（清脾理热、宣泄水液）、水道（利尿通淋、调经止痛）。

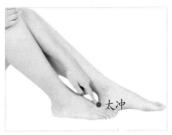

太冲

【气滞血瘀】

主要症状：下腹部疼痛拒按，或有低热，腰骶酸痛，痛经，经前乳胀，月经失调，盆腔有包块。

对证加穴：太冲（疏肝养血、清利下焦）、血海（健脾化湿、调经统血）。

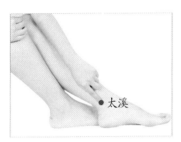

太溪

【肾气亏虚】

主要症状：盆腔慢性炎症迁延多年，腰骶酸痛，经行加剧，倦怠乏力，头晕目眩，纳少便溏。

对证加穴：太溪（补益肾气）、照海（调经止痛）。

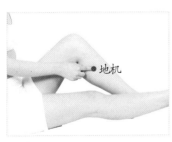

地机

【寒湿凝滞】

主要症状：小腹冷痛，或坠胀疼痛，经行腹痛加重，喜热恶寒，得热痛减，月经错后，经量少，色暗，带下淋漓，神疲乏力，腰骶冷痛，小便频数。

对证加穴：地机（温经散寒）、归来（调经止带）。

～ 李志刚教授提醒 ～

慢性盆腔炎取得较好的治疗效果后，患者切不可掉以轻心，平时应杜绝各种感染途径，保持阴部清洁、干燥，每晚用清水清洗外阴，做到专盆专用。要勤换内裤，棉质为佳。除此之外，要注意饮食调理，加强营养，忌食煎烤油腻、辛辣之物。

带下病

带下病指阴道分泌或多或少的白色分泌物，有臭味及异味，色泽异常，常与生殖系统局部炎症、肿瘤或身体虚弱等因素有关。常见于阴道炎、子宫颈或盆腔炎症、内分泌失调、宫颈及宫体肿瘤等疾病引起的白带增多症。

基础穴位

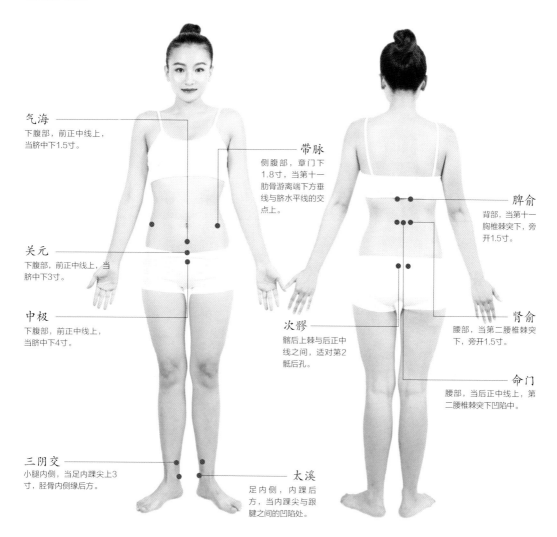

气海
下腹部，前正中线上，当脐中下1.5寸。

带脉
侧腹部，章门下1.8寸，当第十一肋骨游离端下方垂线与脐水平线的交点上。

脾俞
背部，当第十一胸椎棘突下，旁开1.5寸。

关元
下腹部，前正中线上，当脐中下3寸。

中极
下腹部，前正中线上，当脐中下4寸。

次髎
髂后上棘与后正中线之间，适对第2骶后孔。

肾俞
腰部，当第二腰椎棘突下，旁开1.5寸。

命门
腰部，当后正中线上，第二腰椎棘突下凹陷中。

三阴交
小腿内侧，当足内踝尖上3寸，胫骨内侧缘后方。

太溪
足内侧，内踝后方，当内踝尖与跟腱之间的凹陷处。

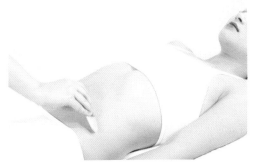

基础操作

刮拭带脉

用刮痧板角部横刮带脉穴30次，用力平稳，逐渐加重，以潮红出痧为度。

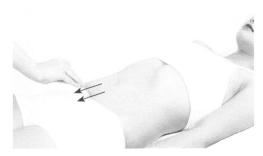

刮拭气海、关元、中极

用刮痧板厚边棱角面侧从气海穴经关元穴刮至中极穴30次，以潮红出痧为度。

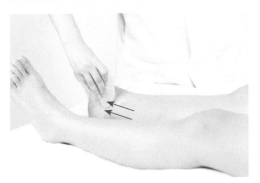

刮拭三阴交、太溪

用刮痧板角部刮拭三阴交穴至太溪穴30次，从上往下刮拭，手法连贯，刮至出痧为度。

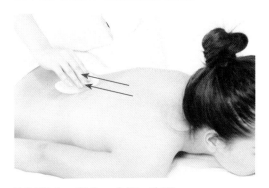

刮拭脾俞、肾俞、命门、次髎

用面刮法自上往下刮拭脾俞穴、肾俞穴、命门穴、次髎穴30次，以潮红出痧为度。

小穴位，大疗效

湿邪是本病的主因，故《傅青主女科》中说："夫带下俱是湿证。"脾肾功能失常是发病的内在因素，病位主要是在前阴、胞宫。任脉损伤、带脉失约是带下病的病机关键。

带脉穴属足少阳经，为足少阳、带脉二经交会穴，是带脉经气所过之处，可协调冲任，有理下焦、调经血、止带下的功效。

气海穴、关元穴、中极穴、三阴交穴、太溪调理脾、肝、肾；命门、脾俞穴、肾俞穴、次髎穴可调下焦之气，利下焦湿邪，有利湿止带的作用。

辨证刮痧

【湿热下注】

主要症状： 带下量多，色黄或赤，质稠，有臭味，兼阴部瘙痒。

对证加穴：阴陵泉（清脾理热，宣泄水液）、水道（利尿通淋、调经止痛）。

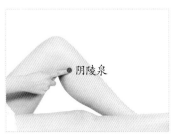
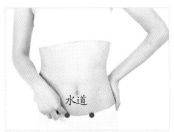

【脾气虚弱】

主要症状： 带下色白，质黏，无臭味，绵绵不断。

对证加穴：肺俞（调补肺气、祛风止痛）、胃俞（和胃降逆、健脾助运）、丰隆（健脾祛湿、化痰）。

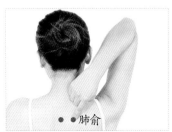
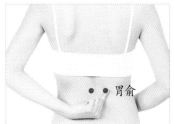
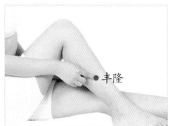

～ 李志刚教授提醒 ～

病情较重者，可配合药物内服及外阴部药物洗浴等法，以增强疗效。养成良好的卫生习惯，勤洗勤换内裤和卫生巾，注意经期卫生及孕产期调护，经常保持会阴部清洁卫生。经期禁止游泳，防止病菌上行感染。平时应积极参加体育锻炼，增强体质，下腹部要保暖，防止风寒之邪入侵。

子宫脱垂

子宫脱垂又名子宫脱出，本病是指子宫从正常位置沿阴道向下移位。其病因为支托子宫及盆腔脏器之组织损伤或失去支托力，以及骤然或长期增加腹压所致。常见症状为腹部下坠、腰酸。严重者会出现排尿困难，或尿频、尿潴留、尿失禁及白带多等症状。

基础穴位

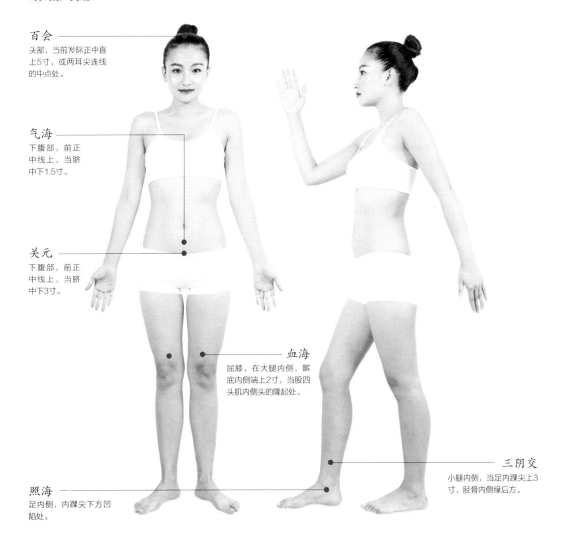

百会
头部，当前发际正中直上5寸，或两耳尖连线的中点处。

气海
下腹部，前正中线上，当脐中下1.5寸。

关元
下腹部，前正中线上，当脐中下3寸。

照海
足内侧，内踝尖下方凹陷处。

血海
屈膝，在大腿内侧，髌底内侧端上2寸，当股四头肌内侧头的隆起处。

三阴交
小腿内侧，当足内踝尖上3寸，胫骨内侧缘后方。

基础操作

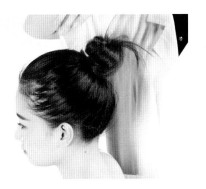

刮拭百会

用刮痧板厚边棱角面侧着力于百会穴，由浅入深缓慢地着力，以有酸麻胀痛感为度。

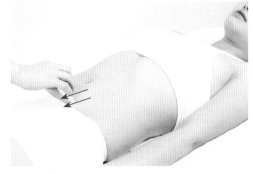

刮拭气海、关元

以厚边为着力点，从气海穴刮至关元穴，由轻渐重，重复20~30次，以出痧为度。

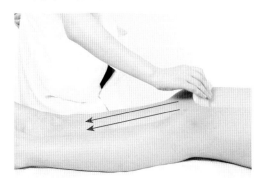

刮拭血海、三阴交

用刮痧板厚边面侧为着力点，从血海穴刮至三阴交穴，从上往下刮拭20~30次。

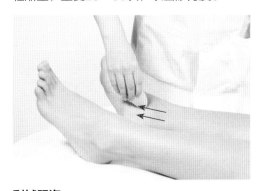

刮拭照海

用刮痧板厚边面侧为着力点，刮拭照海穴，从上往下刮拭，重复20~30次。

小穴位，大疗效

子宫脱垂初发主因以虚（脾肾气虚），病久则生湿化热，湿热下注形成虚实夹杂（本虚标实）之侯。

百会穴位于巅顶，属于督脉，督脉起于胞宫，上行至巅顶交会诸阳经，有升阳举陷、固摄胞宫作用。

气海穴、关元穴位于脐下，属于任脉，邻近胞宫，任脉也起于胞宫，有调理冲任、益气固胞作用；血海穴、三阴交穴、照海穴调理脾、肝、肾，维系胞脉。

辨证刮痧

【脾肾气虚】

主要症状： 子宫下垂，小腹及会阴部有下坠感，过劳则加剧，平卧则减轻；伴四肢乏力，少气懒言，带下色白、量多质稀，腰膝酸软，头晕耳鸣，小便频数、色清，舌淡、苔白滑，脉沉细弱。

对证加穴：归来（调经止带、活血化瘀）、脾俞（健脾和胃、利湿升清）。

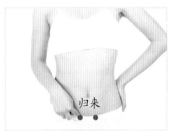 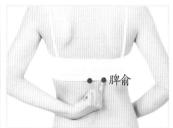

【湿热下注】

主要症状： 子宫脱出日久，黏膜表面糜烂，黄水淋漓，外阴肿胀灼痛，小便黄赤，口干口苦，舌红、苔黄腻，脉滑数。

对证加穴：中极（益肾助阳、通经止带）、阴陵泉（清脾理热、宣泄水液）、列缺（止咳平喘、通经活络）。

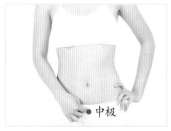 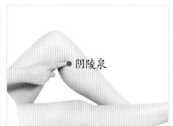 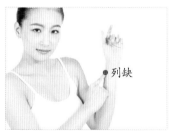

∽ 李志刚教授提醒 ∽

积极治疗引起腹压增高的病变，例如习惯性便秘、慢性支气管炎等。治疗期间患者一定要有良好的休息环境，最好是卧床休息，在睡觉的时候，用枕垫将臀部或者腿部垫高（要有两块砖的高度），可以帮助缓解子宫脱垂的症状。患者不宜久蹲或从事担、提重物等体力劳动。

不孕症

　　不孕症是指夫妇同居而未避孕，经过较长时间不怀孕者。临床上分原发性不孕和继发性不孕两种。同居3年以上未受孕者，称原发性不孕；婚后曾有过妊娠，相距3年以上未受孕者，称继发性不孕。不孕是由很多因素引起的，多由于流产、妇科疾病、压力大和减肥等引起。

基础穴位

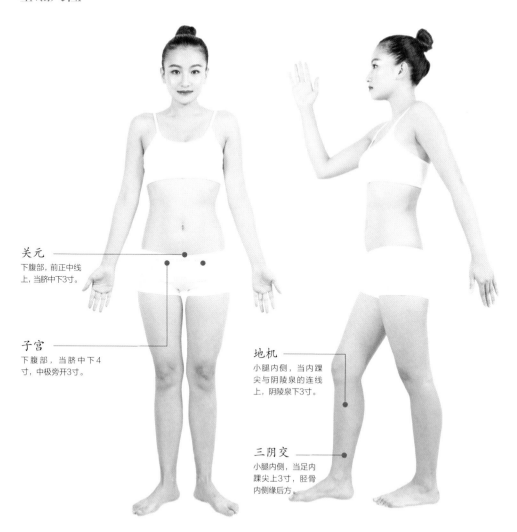

关元
下腹部，前正中线上，当脐中下3寸。

子宫
下腹部，当脐中下4寸，中极旁开3寸。

地机
小腿内侧，当内踝尖与阴陵泉的连线上，阴陵泉下3寸。

三阴交
小腿内侧，当足内踝尖上3寸，胫骨内侧缘后方。

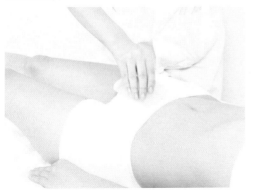

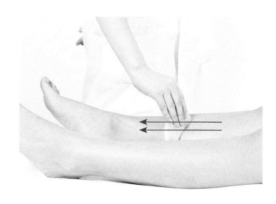

刮拭关元、子宫
用刮痧板角部着力于关元穴和子宫穴。以顺时针的方向旋动刮痧板，均匀持续而轻柔地旋转20次。

刮拭地机、三阴交
用面刮法刮拭地机穴至三阴交穴，从上至下重复刮拭20～30次，刮至不再出现新痧为止。

小穴位，大疗效

　　中医学认为先天肾虚胞寒、冲任血虚、气滞血瘀、痰湿阻滞等均可导致不孕。关元穴属任脉，位于脐下，临近胞宫，能补肾经气血、壮元阴元阳；子宫穴是治疗不孕症的经验穴，通胞络，化瘀滞；地机穴、三阴交穴既能健脾化湿导滞，又能疏肝理气行瘀，还能补益肾阴、肾阳，调和冲任气血。诸穴合用，补益先天之本，调理后天之气，故能促成胎孕。

～ 李志刚教授提醒 ～

　　中医的辨证施治能对某些功能性因素起到一定的调理作用（如精神、心理性因素），不孕症患者应该遵循科学治疗不孕的原则，不要盲目用药，要先确诊、后治疗，依据不同的病种选用不同的助孕措施。在治疗的过程中，不要过于频繁地更换治疗方法，因为治疗不孕症的疗程比较长，如果患者总是更换治疗方法不仅不能缩短治愈时间，反而会给身体带来严重的负荷，不利于身体的恢复。

辨证刮痧

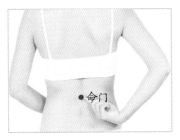

【肾虚胞寒】

主要症状： 月经后期，量少色淡，腰酸腹冷，带下清稀，性欲淡漠，小便清长。

对证加穴：腰阳关（除湿降浊）、命门（补肾壮阳）。

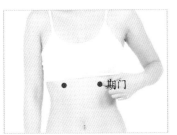

【肝气郁结】

主要症状： 经期先后不定，经来腹痛，行而不畅，量少色暗，经前乳房胀痛，烦躁易怒。

对证加穴：期门（疏肝健脾、理气活血）、太冲（疏肝养血、清利下焦）。

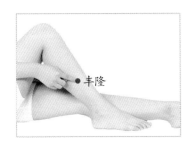

【痰瘀内阻】

主要症状： 形体肥胖，经行推后而不畅，夹有血块，带下量多，质黏稠，胸胁胀满。

对证加穴：丰隆（健脾祛湿、化痰）、中脘（健脾化湿、促消化）。

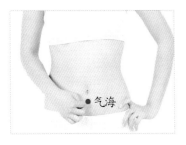

【冲任血虚】

主要症状： 月经推后，量少色淡，白带量多、质稠，形体肥胖，面色㿠白，口腻纳呆，大便不爽或便溏。

对证加穴：气海（益气养血）、血海（充实胞脉）。

～ 李志刚教授提醒 ～

　　刮痧疗法能活血化瘀，理气调经，内病外治，引邪外出，消炎通络。治疗过程中还可以用艾灸疗法辅助治疗，可以很快使经络畅通，达到治疗疾病的目的。

乳腺增生

乳腺增生是以乳房疼痛、肿块为主要特点的内分泌障碍性疾病。主要是由于女性激素代谢障碍，尤其是雌、孕激素比例失调，使乳腺实质增生过度和复旧不全，或部分乳腺实质成分中女性激素受体的质和量的异常，使乳房各部分的增生程度参差不齐。

基础穴位

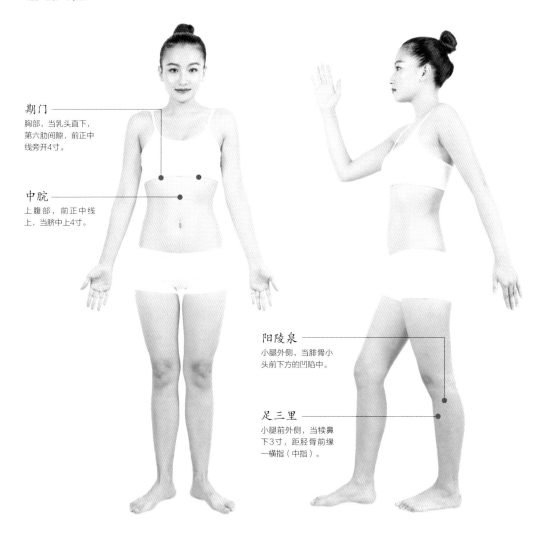

期门
胸部，当乳头直下，第六肋间隙，前正中线旁开4寸。

中脘
上腹部，前正中线上，当脐中上4寸。

阳陵泉
小腿外侧，当腓骨小头前下方的凹陷中。

足三里
小腿前外侧，当犊鼻下3寸，距胫骨前缘一横指（中指）。

基础操作

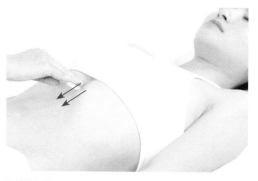

刮拭中脘

用角刮法自上而下轻刮中脘穴30次，以出痧为度。

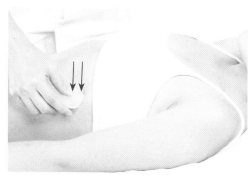

刮拭期门

用角刮法从内往外刮拭期门穴30次，力度适中，以潮红出痧为度。

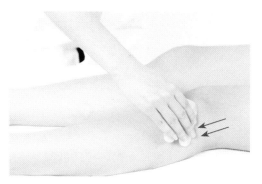

刮拭阳陵泉

用面刮法自上而下刮拭阳陵泉穴1～3分钟，以出痧为度。

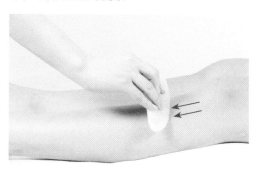

刮拭足三里

用面刮法自上而下刮拭足三里穴1～3分钟，以出痧为度。

小穴位，大疗效

① 本病属于中医学"乳癖""乳痰""乳核"范畴，多因情志忧郁、冲任失调、痰瘀凝结而成。本病病位在乳，涉及肝、胃两经。

② 中脘穴宣畅乳部经气，散结化滞；期门穴临近乳房，又为肝之募穴，和阳陵泉穴疏肝理气、化滞散结；足三里穴功擅除湿化痰、通络消肿。

③ 肝郁气滞、痰湿阻络者使用刮痧疗法可疏肝理气、化痰散结；冲任失调者使用刮痧疗法可调理冲任、软坚散结。诸穴合用，化痰通络，消肿止痛。

辨证刮痧

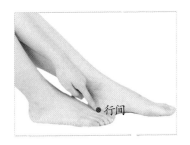

行间

【肝郁气滞】

主要症状： 乳房肿块和疼痛随喜怒消长，伴急躁易怒、胸闷胁胀、心烦、口苦、喜叹息、经行不畅，苔薄黄，脉弦滑。

对证加穴：行间（清热熄风、调经止痛）、肩井（消炎止痛、祛风解毒）。

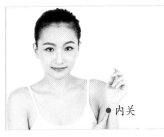

内关

【痰湿阻络】

主要症状： 乳房肿块坚实，胸闷不舒，恶心欲呕，头重身重，苔腻，脉滑。

对证加穴：内关（宁心安神、理气止痛）、丰隆（健脾祛湿、化痰）。

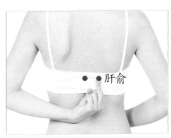

肝俞

【冲任失调】

主要症状： 多见于中年妇女，乳房肿块和疼痛在月经前加重，经后缓解，伴腰酸乏力、神疲倦怠、月经失调、色淡量少。舌淡，脉沉细。

对证加穴：肝俞（疏肝利胆、降火止痉）、肾俞（益肾助阳、调节生殖功能）。

～ 李志刚教授提醒 ～

乳腺增生患者需注意以下几点：

①乳腺增生患者饮食应以清淡为主，多吃绿叶蔬菜、新鲜水果；在无医嘱的情况下，尽量少服用含激素类的药物或保健品；患者宜常吃海带，有消除疼痛、消散肿块的作用。

②病期要注意适当休息、适当加强体育锻炼、避免过度疲劳。

③保持乳房清洁，经常用温水清洗，注意乳房肿块的变化。

④乳腺增生患者要定期检查，及时发现恶变。

⑤保持情绪稳定，减少精神刺激。

更年期综合征

更年期综合征是指女性从生育期向老年期过渡期间，因卵巢功能逐渐衰退，导致人体雌激素分泌量减少，从而引起自主神经功能失调，以代谢障碍为主的一系列疾病。主要临床表现有月经紊乱、不规则，伴潮热、心悸、胸闷、烦躁不安、失眠等症状。

基础穴位

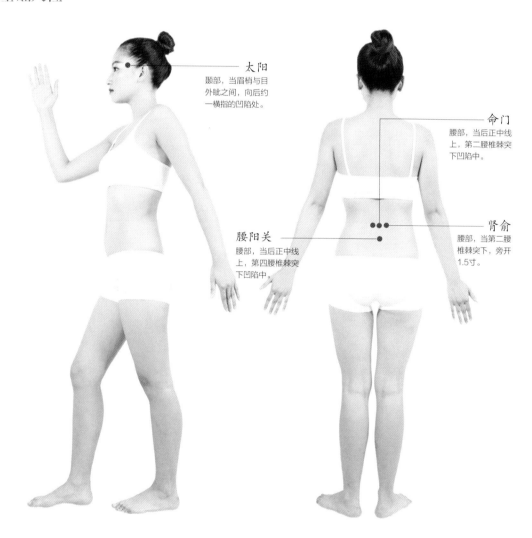

太阳
颞部，当眉梢与目外眦之间，向后约一横指的凹陷处。

腰阳关
腰部，当后正中线上，第四腰椎棘突下凹陷中。

命门
腰部，当后正中线上，第二腰椎棘突下凹陷中。

肾俞
腰部，当第二腰椎棘突下，旁开1.5寸。

基础操作

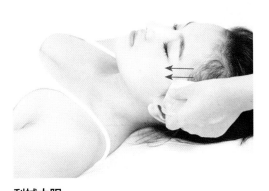

刮拭太阳

用刮痧板角部轻轻刮拭太阳穴3~5分钟，由上至下，速度适中。

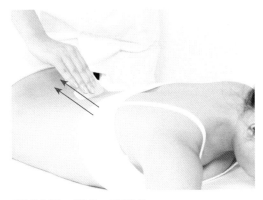

刮拭命门、肾俞、腰阳关

用刮痧板厚边棱角面侧，从命门穴经肾俞穴，刮至腰阳关穴1~3分钟，力度微重，速度适中，以出痧为度。

小穴位，大疗效

《素问·上古天真论》曰："（女子）七七任脉虚，太冲脉衰少，天癸竭，地道不通。"这是女人自然衰老的生理现象。心肾不交、心火内扰、肝肾阴虚、肝阳亢盛、脾虚不运、脾肾阳虚等为发病的主要因素。太阳穴属经外奇穴，可升清降浊、平肝潜阳、清利头目；命门穴属督脉，可补益元气、调和冲任；肾俞穴为肾之背俞穴，腰阳关穴为督脉经穴，二穴合用可补肾气、养肾阴、充精血、益脑髓、强壮腰膝。诸穴合用，可健脾、疏肝、益肾，理气开郁，调补冲任。

～ 李志刚教授提醒 ～

很多更年期女性会出现肾阴虚的症状，如腰膝酸软、口干、便秘等，可以吃点知柏地黄丸；如果是肾阳虚，会有怕冷、人懒散、大便稀薄，可以吃点右归丸。平时泡点枸杞当茶喝，汤里放点黄芪、人参等，多吃点山药，都有好处。要适当的多吃一些补铁的食物，例如黑木耳、红枣、动物内脏、瘦肉等食物。多补充新鲜的蔬菜和水果，保证维生素C和维生素E的摄入量。

辨证刮痧

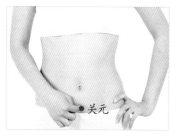

【心肾不交】

主要症状： 头晕耳鸣，失眠多梦，心烦易怒，烘热汗出，五心烦热，腰膝酸软，口干，小便黄。

对证加穴：关元（固本培元、导赤通淋）、心俞（宽胸理气、通络安神）。

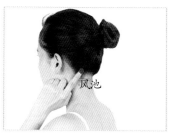

【肝阳上亢】

主要症状： 头晕目眩，心烦易怒，烘热汗出，腰膝酸软，经来量多。

对证加穴：风池（平肝熄风、通利官窍）、太冲（疏肝养血、清利下焦）。

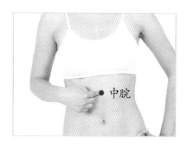

【痰气郁结】

主要症状： 形体肥胖，胸闷痰多，脘腹胀满，食少，浮肿，大便不成形。

对证加穴：中脘（健脾化湿、促消化）、丰隆（健脾祛湿、化痰）。

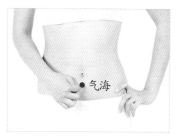

【脾肾阳虚】

主要症状： 头昏脑涨，忧郁善忘，脘腹满闷，嗳气吞酸，呕恶食少，神疲倦怠，腰酸肢冷，肢体浮肿，大便稀溏。

对证加穴：气海（温补肾阳）、脾俞（健脾益肾）。

～ 李志刚教授提醒 ～

患者应注意劳逸结合，保证充足的睡眠，注意锻炼身体，多进行室外活动如散步、打太极拳等；以食疗辅助能提高疗效，伴有高血压、阴虚火旺者，宜多食芹菜、海带、银耳等。

不育症

　　不育症是指凡育龄夫妻同居2年以上、性生活正常又未采用任何避孕措施，由于男方原因使女方不能受孕者。多由于男性内分泌疾病、生殖道感染、男性性功能障碍等引起。中医学认为，肾精亏虚、气血不足、肝郁血瘀和湿热下注等因素导致本病。

基础穴位

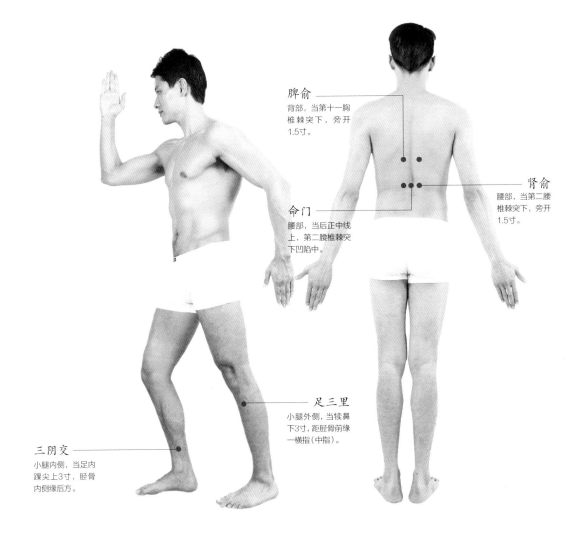

脾俞
背部，当第十一胸椎棘突下，旁开1.5寸。

肾俞
腰部，当第二腰椎棘突下，旁开1.5寸。

命门
腰部，当后正中线上，第二腰椎棘突下凹陷中。

足三里
小腿外侧，当犊鼻下3寸，距胫骨前缘一横指（中指）。

三阴交
小腿内侧，当足内踝尖上3寸，胫骨内侧缘后方。

基础操作

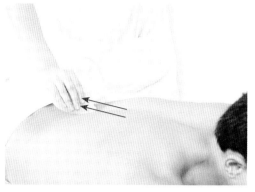

刮拭脾俞、命门、肾俞

用刮痧板厚棱角面侧从上往下刮拭，从脾俞穴刮至命门穴、肾俞穴，刮拭10～15遍，至出现痧斑、痧痕为止。

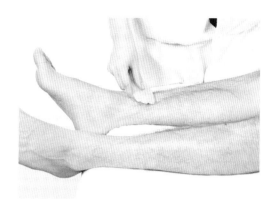

刮拭三阴交、足三里

用刮痧板角部分别重刮三阴交穴和足三里穴，力度稍重，刮拭30次，至皮肤出现痧痕为止。

小穴位，大疗效

　　本病与肾、心、肝、脾有关，尤其与肾的关系最为密切。多由于肾精亏虚、气血不足、肝郁血瘀和湿热下注等因素而致精少、精弱、精寒、精薄、精瘀等。脾俞穴是脾的背俞穴，有益气养血，调补脾肾的功效；命门穴属督脉，位于腰骶部，调补下元、益肾填精；三阴交穴使精血生化之源旺盛。诸穴相配，肾、肝、脾得以调补，不育症可愈。

～ 李志刚教授提醒 ～

　　患者在诊断的时候一定要选择正规的医院，以免出现误诊、漏诊，耽误治疗。如果发现睾丸有不同于平时的变化，如肿大、变硬、凹凸不平、疼痛等，一定要及时诊治。要重视婚前的体检，早期发现异常，及时诊治。不育症患者要养成良好的生活习惯，积极参加体育锻炼，强身健体，增强身体的免疫力；戒烟限酒，因为烟酒过多会导致男性的性功能低下，抑制睾丸的生精能力，从而影响男性的生育能力。

辨证刮痧

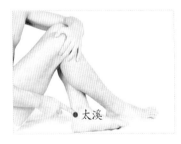

【肾精亏损】

主要症状： 精液量少，或死精过多，或精液黏稠不化，精神疲惫，腰膝酸软，头晕耳鸣。

对证加穴：太溪（补益肾气）、肾俞（益肾助阳、调节生殖功能）。

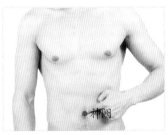

【肾阳不足】

主要症状： 精冷，腰酸，畏寒肢冷，面色无华。

对证加穴：神阙（补益肾气）、关元（固本培元）。

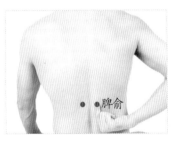

【气血虚弱】

主要症状： 面色萎黄，少气懒言，体倦乏力，心悸失眠，头晕目眩，纳呆便溏。

对证加穴：脾俞（健脾和胃、利湿升清）、胃俞（和胃降逆、健脾助运）。

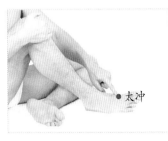

【气滞血瘀】

主要症状： 睾丸坠胀，精索曲张，胸闷不舒。

对证加穴：太冲（疏肝养血）、膈俞（养血和营）。

～ 李志刚教授提醒 ～

患者需避免有害因素的影响，如放射性物质、毒品、高温环境等。治疗期间宜节制房事，注意选择同房日期，以利受孕。注意饮食营养均衡，不良的饮食习惯会影响精子产生或精子的活性。所以，要注重日常的饮食，不可挑食或偏食。

遗精

遗精是指不因性生活而精液频繁遗泄的一种男性疾病，又称"失精"。一般成人男性遗精1周不超过1次属正常现象；如果1周数次或1日数次，并伴有精神萎靡、腰酸腿软、心慌、气喘，则属于病理病症。常见于成年健康男子性功能障碍、前列腺炎、神经衰弱、精囊炎及睾丸炎等疾病。

基础穴位

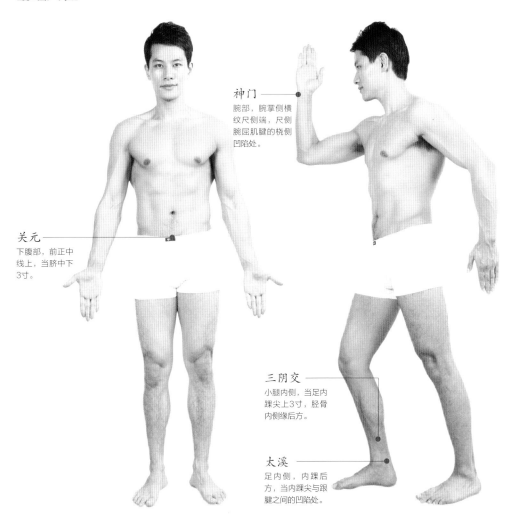

神门
腕部，腕掌侧横纹尺侧端，尺侧腕屈肌腱的桡侧凹陷处。

关元
下腹部，前正中线上，当脐中下3寸。

三阴交
小腿内侧，当足内踝尖上3寸，胫骨内侧缘后方。

太溪
足内侧，内踝后方，当内踝尖与跟腱之间的凹陷处。

基础操作

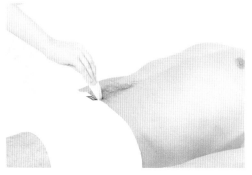

刮拭关元

以刮痧板厚棱角角部为着力点，刮拭关元穴30次，力度适中，以出痧为度。

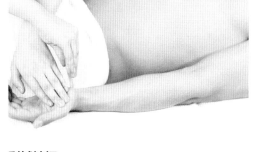

刮拭神门

用角刮法刮拭腕部神门穴30次，力度适中，以皮肤潮红为度。

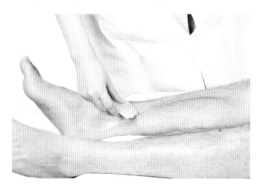

刮拭三阴交

重刮小腿内侧三阴交穴30次，力度重，以出痧为度。

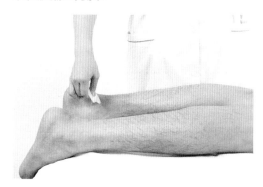

刮拭太溪

重刮小腿内侧太溪穴30次，力度重，以出痧为度。

小穴位，大疗效

本病病位在肾，多由肾气不能固摄所致。所求不遂，情欲妄动，沉湎房事，精脱伤肾，气不摄精，湿浊内扰等均可使肾不固摄，精关失守而致遗精滑泄。

关元穴位于下腹部，可调补肝、脾、肾；神门穴可滋阴降火、宁心安神；三阴交穴为足三阴经交会穴，善调脾、肝、肾之气而固摄精关；太溪穴清利湿热。

此刮痧方法以任脉、足太阳经俞穴为主。以补肾固精，调补肾气为治疗原则，可以很好地缓解遗精。

辨证刮痧

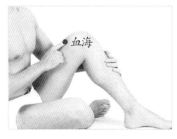

【湿热下注】

主要症状： 遗精时作，小便黄赤，热涩不畅，口苦而黏。

对证加穴：血海（健脾化湿、调经统血）、阴陵泉（清脾理热、宣泄水液）。

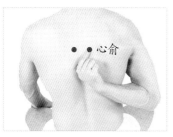

【心脾两虚】

主要症状： 劳则遗精，失眠健忘，心悸不宁，面色萎黄，食少便溏。

对证加穴：心俞（宽胸理气、通络安神）、脾俞（健脾和胃、利湿升清）。

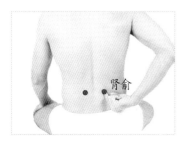

【肾虚不固】

主要症状： 多为无梦而遗，精液清稀而冷，形寒肢冷，夜尿频多，腰膝酸软，阳痿早泄。

对证加穴：肾俞（调肾气、强腰脊）、气海（益气助阳、调经固经）。

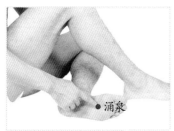

【阴虚火旺】

主要症状： 梦中遗精，夜寐不宁，头昏头晕，耳鸣目眩，心悸易惊，神疲乏力，尿少色黄。

对证加穴：涌泉（滋阴降火）、大巨（护肾摄精）。

∽ 李志刚教授提醒 ∽

遗精多属功能性疾病，在治疗的同时应消除患者的思想顾虑；节制性欲，杜绝手淫，禁看淫秽书刊和黄色录像；睡眠养成侧卧习惯，被褥不宜过厚，衬裤不宜过紧。

阳痿

　　阳痿即勃起功能障碍，是指在性交时，阴茎痿软不举，或举而不坚，无法进行正常的性生活，或阴茎勃起硬度维持时间不足以完成满意的性生活的病症。男性阴茎勃起是一个复杂的过程，与大脑、激素、情感、神经、肌肉和血管等都有关系。

基础穴位

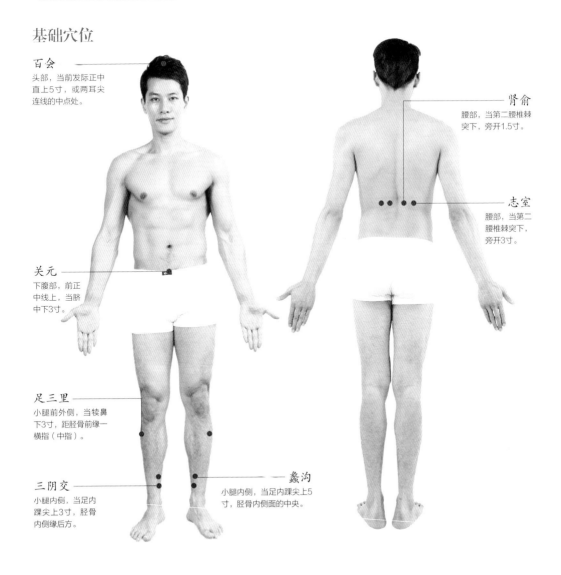

百会
头部，当前发际正中直上5寸，或两耳尖连线的中点处。

关元
下腹部，前正中线上，当脐中下3寸。

足三里
小腿前外侧，当犊鼻下3寸，距胫骨前缘一横指（中指）。

三阴交
小腿内侧，当足内踝尖上3寸，胫骨内侧缘后方。

肾俞
腰部，当第二腰椎棘突下，旁开1.5寸。

志室
腰部，当第二腰椎棘突下，旁开3寸。

蠡沟
小腿内侧，当足内踝尖上5寸，胫骨内侧面的中央。

基础操作

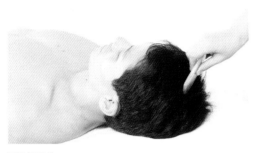

刮拭百会

以刮痧板厚棱角面侧为着力点，刮拭百会穴20次，力度适中。

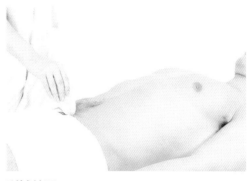

刮拭关元

用刮痧板角部刮拭腹部关元穴30次，力度适中，以出痧为度。

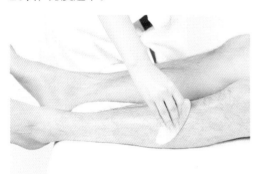

刮拭足三里、蠡沟、三阴交

分别重刮足三里穴、蠡沟穴、三阴交穴30次，至皮下紫色痧斑、痧痕形成为止。

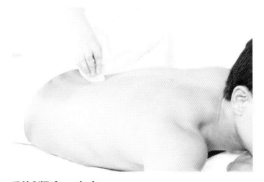

刮拭肾俞、志室

以刮痧板厚棱角面侧为着力点，刮拭肾俞穴至志室穴10～15遍，至出痧为止。

小穴位，大疗效

本病的发生多与房事不节制、过度疲劳、惊恐伤肾、命门火衰而宗筋不振、湿热下注而宗筋弛缓有关。与肾、肝、心、脾的功能失调密切相关。

百会穴位于巅顶，属于督脉，可升清降浊、平肝潜阳、清利头目；关元穴能固摄精关，温下元之气；足三里穴可健脾益气、培元固本。

蠡沟穴、三阴交穴能清热利湿、强筋起痿。肾俞穴、志室穴可补益元气、培肾固本。诸穴配伍，共奏温肾壮阳、益气养血之功。

辨证刮痧

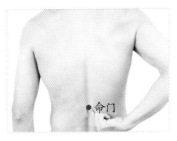

【肾阳不足】

主要症状：时有滑精，头晕耳鸣。

对证加穴：命门（补肾壮阳）、太溪（补益肾气）。

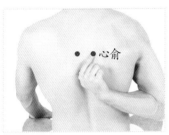

【心脾两虚】

主要症状：失眠多梦，倦怠乏力。

对证加穴：心俞（宽胸理气、通络安神）、脾俞（健脾和胃、利湿升清）。

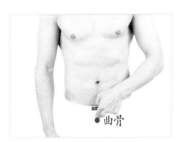

【湿热下注】

主要症状：阴囊潮湿，瘙痒腥臭，小便赤涩灼痛。

对证加穴：曲骨（益肾壮阳）、阴陵泉（清脾理热）。

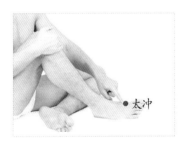

【肝郁气滞】

主要症状：心情抑郁，胸胁胀痛。

对证加穴：太冲（疏肝养血、清利下焦）、内关（宁心安神、理气止痛）。

～ 李志刚教授提醒 ～

阳痿多属功能性疾病，夫妻共同刮痧治疗，效果会更好。如果阳痿持续存在且病情不断发展，则多为器质性病变所引起，应该及时去医院就诊，明确病因后，再针对治疗，以免耽误治疗。阳痿患者要注意节制房事。

早泄

早泄是指性交时间极短，或阴茎插入阴道就射精，随后阴茎立即疲软，不能正常进行性交的一种病症，是一种最常见的射精功能障碍，发病率占成年男子的1/3以上。目前认为，早泄的病因不只是心理性和阴茎局部性因素，还应考虑泌尿、内分泌及神经等系统疾病因素。

基础穴位

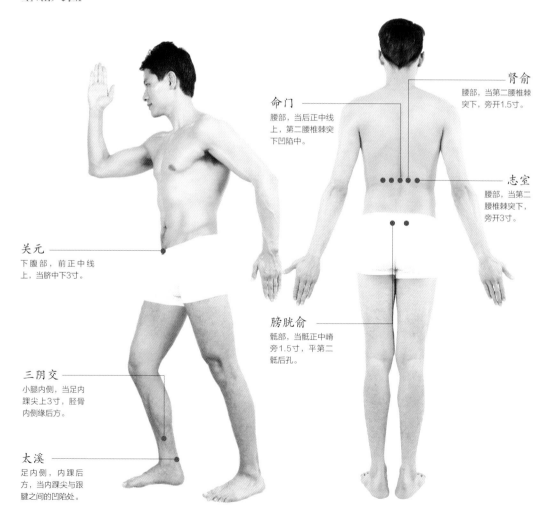

命门 —— 腰部，当后正中线上，第二腰椎棘突下凹陷中。

肾俞 —— 腰部，当第二腰椎棘突下，旁开1.5寸。

志室 —— 腰部，当第二腰椎棘突下，旁开3寸。

关元 —— 下腹部，前正中线上，当脐中下3寸。

膀胱俞 —— 骶部，当骶正中嵴旁1.5寸，平第二骶后孔。

三阴交 —— 小腿内侧，当足内踝尖上3寸，胫骨内侧缘后方。

太溪 —— 足内侧，内踝后方，当内踝尖与跟腱之间的凹陷处。

179

基础操作

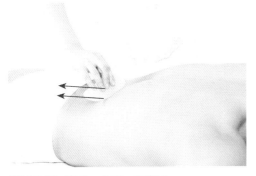

刮拭命门、肾俞、志室、膀胱俞
用刮痧板边缘刮拭命门穴、志室穴，途经肾俞穴，刮至膀胱俞穴，刮10~15遍。

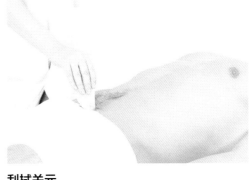

刮拭关元
用刮痧板角部着力于关元穴，施以旋转回环的连续刮拭动作30次，以出痧为度。

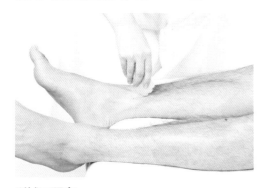

刮拭三阴交
用角刮法重刮小腿内侧三阴交穴30次，力度重，以出痧为度。

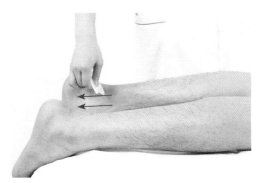

刮拭太溪
用角刮法从上往下重刮小腿内侧太溪穴30次，力度稍重，以出痧为度。

小穴位，大疗效

①

　　本病常因房事不节制或手淫过度，致肾气亏虚、肾阴不足、相火妄动或湿热下注而引起。肾主精、主生殖，故本病病位在肾。

②

　　关元穴、三阴交穴均为足三阴经之交会穴，调养肝脾肾，以固精关；命门穴、肾俞穴、志室穴、膀胱俞穴可调经气，控精关；太溪穴养阴清热。

③

　　肾虚不固者补肾固精，心脾两虚者补益心脾，阴虚火旺者养阴清热，肝郁气滞者清热解郁。诸穴合用，益肾固精，防治早泄。

辨证刮痧

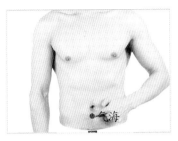

【肾虚不固】

主要症状：早泄，性欲减退，遗精或阳痿，腰膝酸软，夜尿多，小便清长。

对证加穴：气海（益气助阳、调经固经）、地机（健脾渗湿、调经止带）。

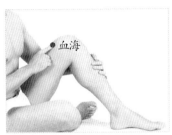

【心脾亏虚】

主要症状：早泄，倦怠乏力，形体消瘦，面色少华，心悸，食少便溏。

对证加穴：血海（健脾化湿、调经统血）、足三里（生发胃气、燥化脾湿）。

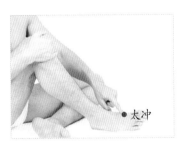

【肝经湿热】

主要症状：泄精过早，阴茎易举，阴囊潮湿，瘙痒坠胀，口苦咽干，小便赤涩。

对证加穴：阴陵泉（清脾理热、宣泄水液）、太冲（疏肝养血、清利下焦）。

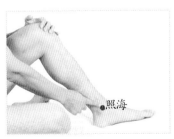

【阴虚火旺】

主要症状：遗精，阴茎易举，腰膝酸软，五心烦热，潮热盗汗，舌红。

对证加穴：照海（养阴清热）、会阳（清热利湿）。

～ 李志刚教授提醒 ～

在治疗期间应节制房事，患者要消除紧张心理，克服消极情绪，树立信心；注意生活要有规律，加强体育锻炼，如散步、运动等均有益于自我身心健康和精神调节。处理协调好家庭关系以及夫妻关系，保持心情舒畅，努力营造温馨、良好的家庭氛围和幽静的性生活环境。

前列腺炎

前列腺炎是中青年男性生殖系统感染而导致的炎症改变。急性前列腺炎以脓尿及尿急、尿频、排尿时有烧灼感、排尿疼痛为特征；慢性前列腺炎症状不典型，脓尿较少见，常伴有不同程度的性功能障碍。

基础穴位

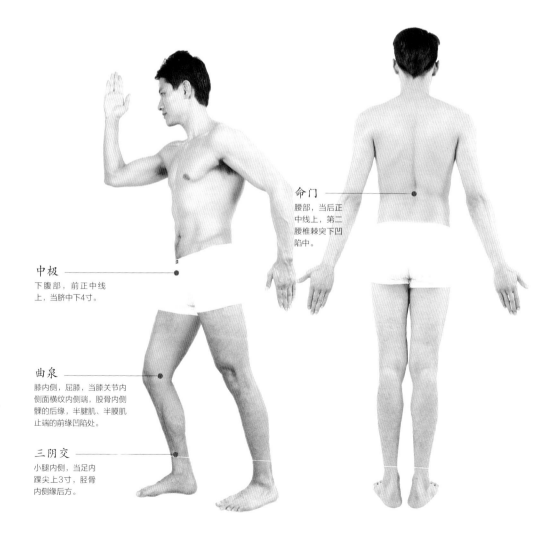

命门
腰部，当后正中线上，第二腰椎棘突下凹陷中。

中极
下腹部，前正中线上，当脐中下4寸。

曲泉
膝内侧，屈膝，当膝关节内侧面横纹内侧端，股骨内侧髁的后缘，半腱肌、半膜肌止端的前缘凹陷处。

三阴交
小腿内侧，当足内踝尖上3寸，胫骨内侧缘后方。

基础操作

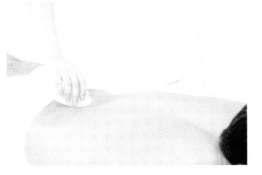

刮拭命门

用刮痧板角部刮拭患者命门穴30次，力度适中，以皮肤潮红为度。

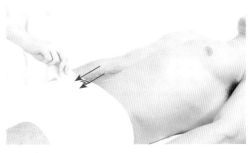

刮拭中极

用刮痧板边缘刮拭中极穴30次，由上至下，力度适中，以皮肤潮红为度。

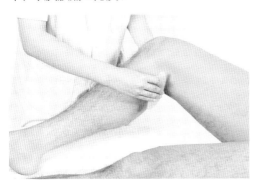

刮拭曲泉

用面刮法刮拭曲泉穴10～15遍，力度稍重，以出痧为度。

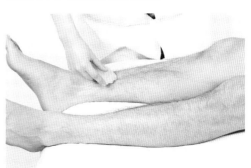

刮拭三阴交

用面刮法刮拭三阴交穴10～15遍，力度稍重，以出痧为度。

小穴位，大疗效

①

本病多由下焦湿热，膀胱泌别失职，肾阴亏虚，阴虚内热，脾虚气陷，肾阳不足，失于固摄所致。病位在下焦，主要涉及肾、膀胱、脾等脏腑。

②

中极穴位于小腹，是任脉与足三阴经的交会穴，三阴交穴为足三阴经的交会穴，二穴相配，调理肝、脾、肾，主治各种泌尿、生殖系统疾病。

③

命门穴补肾固摄；曲泉穴清热利湿。诸穴合用，共奏清理下焦湿热、健脾补肾、分清别浊之功。

辨证刮痧

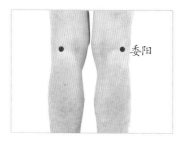

【湿热下注】

主要症状：尿频、尿急、尿痛，尿道口时有白浊溢出。

对证加穴：三焦俞（调三焦、利水强腰）、委阳（通经止痛、通利水湿）。

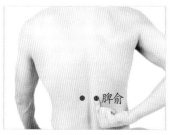

【脾虚下陷】

主要症状：尿滴白，尿意不尽，尿后余沥，劳累后加剧。

对证加穴：脾俞（健脾和胃、利湿升清）、气海（益气助阳、调经固经）。

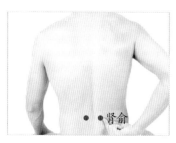

【肾气不足】

主要症状：尿滴沥不尽，兼腰膝酸软。

对证加穴：肾俞（益肾助阳、调节生殖功能）、关元（固本培元、导赤通淋）。

～ 李志刚教授提醒 ～

前列腺炎患者需注意以下几点：

①禁饮烈酒，少食辛辣肥甘之品，少饮咖啡，少食柑橘、橘汁等酸性强的食品，并少食白糖及精制面粉。

②多食新鲜水果、蔬菜、粗粮及大豆制品，多食蜂蜜以保持大便通畅，适量食用牛肉、鸡蛋。

③绿豆煮烂成粥，放凉后食用，对膀胱有热、排尿涩痛者尤为适用。

④不能因尿频而减少饮水量，多饮水可稀释尿液。

⑤戒手淫、节房事能达到减轻前列腺充血水肿的目的，有利于前列腺的健康。保持外生殖器、会阴部的清洁，以防止感染。

第七章

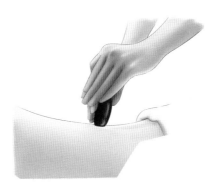

刮痧除病痛，
宝宝健康妈妈放心

小儿具有脏腑娇嫩、行气未充和生机蓬勃、发育迅速的生理特点。小儿生病原因以外感疾病和饮食内伤居多，如小儿咳嗽、小儿流涎、小儿厌食、小儿疳积、小儿遗尿等，病位多在肺、脾、肾三脏，有发病容易、传变迅速、脏气清灵、易趋康复等病理特点。

小儿咳嗽

　　小儿咳嗽是小儿呼吸系统疾病之一。当呼吸道有异物或受到过敏性因素的刺激时，就会引起咳嗽。此外，呼吸系统疾病大部分都会引起呼吸道急、慢性炎症，均可引起咳嗽。根据患儿病程可分为急性、亚急性和慢性咳嗽。

基础穴位

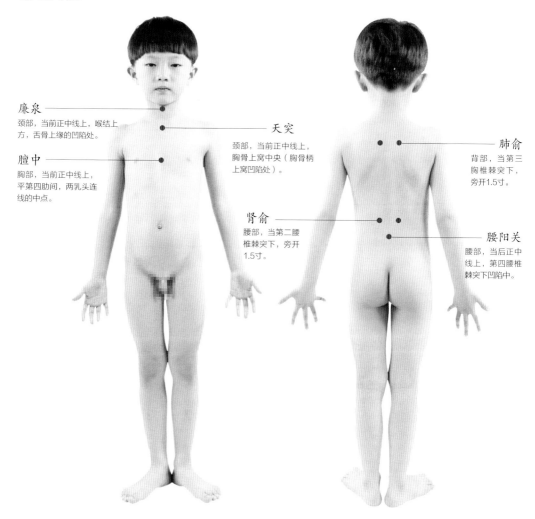

廉泉
颈部，当前正中线上，喉结上方，舌骨上缘的凹陷处。

膻中
胸部，当前正中线上，平第四肋间，两乳头连线的中点。

天突
颈部，当前正中线上，胸骨上窝中央（胸骨柄上窝凹陷处）。

肾俞
腰部，当第二腰椎棘突下，旁开1.5寸。

肺俞
背部，当第三胸椎棘突下，旁开1.5寸。

腰阳关
腰部，当后正中线上，第四腰椎棘突下凹陷中。

基础操作

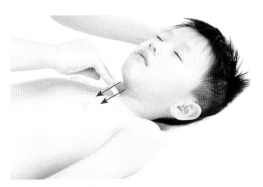

刮拭廉泉、天突

用刮痧板厚边棱角边侧从廉泉穴至天突穴直向下刮5次，以出痧为度。

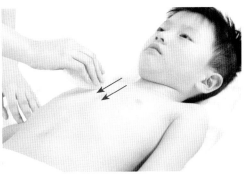

刮拭膻中

用刮痧板厚边棱角边侧从上往下刮拭膻中穴，出痧即可，用力不宜过重。

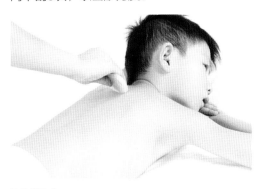

刮拭肺俞

用刮痧板边缘刮拭肺俞穴1~2分钟，用力要轻柔，不可过重。

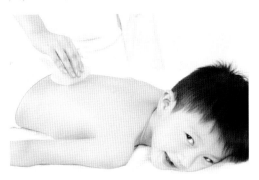

刮拭肾俞、腰阳关

用刮痧板边缘刮拭肾俞穴、腰阳关穴1~2分钟，用力要轻柔，不可过重。

小穴位，大疗效

无论是外感咳嗽还是内伤咳嗽，皆是肺气上逆、不得肃降所致。若痉咳日久，进一步伤及肺脾，则导致肺阴不足、脾胃虚弱。

肺俞穴是与肺最为密切的穴位，可清肃肺气；肺为华盖，居于胸中，故止咳化痰时可取廉泉穴、天突穴、膻中穴等穴位，清净胸府，旷达气机。

肺经乃小儿特定穴位，是缓解小儿咳嗽的特效穴；倘若肾水不足，可取肾俞、腰阳关等穴，生津补液，滋肾润肺。

辨证刮痧

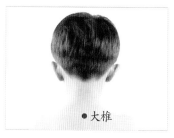

●大椎

【风寒咳嗽】

主要症状：初起咳嗽频繁，呛咳为主，或有少量稀白痰液，恶寒，无汗，或有发热、头痛。

对证加穴：大椎（祛风散寒）、曲池（清热和营）。

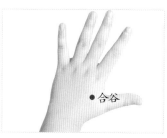

●合谷

【风热咳嗽】

主要症状：咳嗽不爽或咳声重浊，痰黏稠色黄，口渴，咽痛，或有发热，微汗出。

对证加穴：合谷（镇静止痛）、足三里（燥化脾湿）。

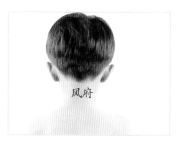

风府

【内伤咳嗽】

主要症状：久咳不愈，咳声低沉，咳时痰多，伴倦怠乏力。

对证加穴：风府（通利开窍）、涌泉（散热利咽）。

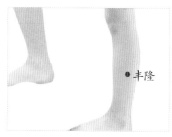

●丰隆

【痰湿阻肺】

主要症状：咳嗽痰多，色白，呈泡沫状，咳声重浊，胸部满闷或喘促短气，纳呆腹胀。

对证加穴：丰隆（化痰止咳）、肺经（利湿清肺）。

∽ 李志刚教授提醒 ∽

家长应该鼓励小儿加强体育锻炼，增强抗病能力。平时家长需注意气候变化，防止小儿受凉，尤其秋冬季节，注意胸背部保暖。病后适当休息，多喝水，不宜进食油腻食物。注意保持室内空气流通，避免煤气、油烟等刺激。

小儿流涎

小儿流涎，俗称"流口水"，是一种唾液增多的症状。多见于6个月至1岁半左右的小儿，其原因有生理和病理两类。病理因素常见于口腔和咽部黏膜炎症、面神经麻痹、脑炎后遗症等所致的唾液分泌过多，吞咽不利也可导致流涎。此外，小儿初生时唾液腺尚未发育好，也会流涎，若孩子超过6个月时还流涎，应考虑是病理现象。

基础穴位

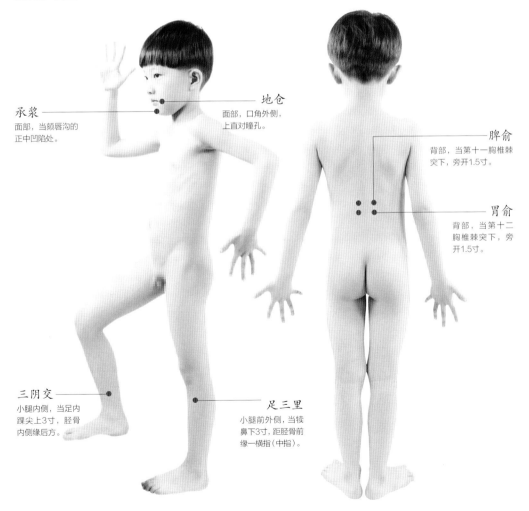

承浆
面部，当颏唇沟的正中凹陷处。

地仓
面部，口角外侧，上直对瞳孔。

脾俞
背部，当第十一胸椎棘突下，旁开1.5寸。

胃俞
背部，当第十二胸椎棘突下，旁开1.5寸。

三阴交
小腿内侧，当足内踝尖上3寸，胫骨内侧缘后方。

足三里
小腿前外侧，当犊鼻下3寸，距胫骨前缘一横指（中指）。

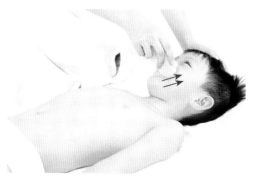

刮拭承浆、地仓

以刮痧板厚边棱角边侧，从承浆穴刮至地仓穴20～30次，力度略轻。

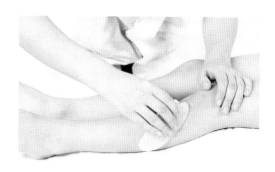

刮拭足三里

用刮痧板厚边以45°倾斜角，刮拭足三里穴1～2分钟，至皮肤潮红发热即可。

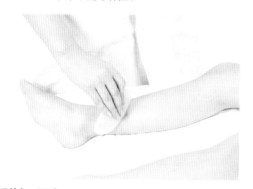

刮拭三阴交

用刮痧板厚边以45°倾斜角，刮拭三阴交穴1～2分钟，至皮肤潮红发热即可。

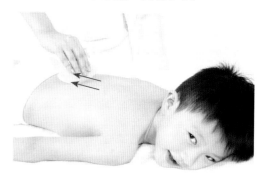

刮拭脾俞、胃俞

用刮痧板边缘从脾俞穴刮至胃俞穴，刮拭1～2分钟，至出痧为度。

小穴位，大疗效

此病症多由于喂养不当以致脾胃湿热，熏蒸于口；或先天不足，后天失养，脾气虚弱，固摄失职，以致唾液从口内外流而发病。

故选择承浆穴、地仓穴、足三里穴、三阴交穴、脾俞穴、胃俞穴进行治疗。承浆穴、地仓穴泻火除烦；足三里穴、三阴交穴能调理脾胃、燥湿化涎。

脾俞穴、胃俞穴可清中焦湿热、调和脾胃。诸穴合用，共奏健脾益气、固摄升提之功。

辨证刮痧

【脾胃湿热】

主要症状： 流涎黏稠，口气臭秽，食欲不振，腹胀，便秘或大便热臭，小便黄赤。

对证加穴： 内关（宁心安神）、内庭（泻火理气）。

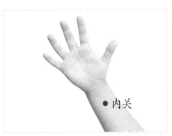 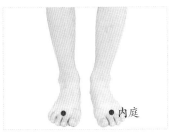

【脾气虚弱】

主要症状： 流涎清稀，口淡无味，面色萎黄，肌肉消瘦，倦怠乏力，大便稀薄。

对证加穴： 章门（疏肝健脾）、百会（提神醒脑）、脾经（健脾养胃）。

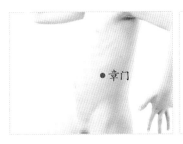 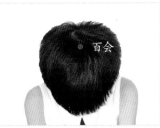 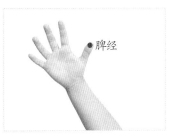

～ 李志刚教授提醒 ～

家长应注意患儿的口腔清洁，其下颌部及前颈、胸前部宜保持干燥，防止口周糜烂。3岁以上的小儿可训练口腔运动，做吞涎锻炼。患该症后，不宜用手捏患儿腮部。婴儿期流涎多属生理性流涎，如食物刺激、乳牙萌生等，是暂时现象，随着小儿年龄增长可不治自愈。

小儿厌食

小儿厌食症表现为小儿长时间食欲减退或消失，以进食量减少为其主要特征，是一种慢性消化功能紊乱综合征。常见于1～6岁的小儿，因不喜进食很容易出现小儿营养不良、贫血、佝偻病及免疫力低下等症状，严重者还会影响患儿身体和智力的发育。平时要教育小儿规律饮食，少吃零食，多食高蛋白食物，定时进食。

基础穴位

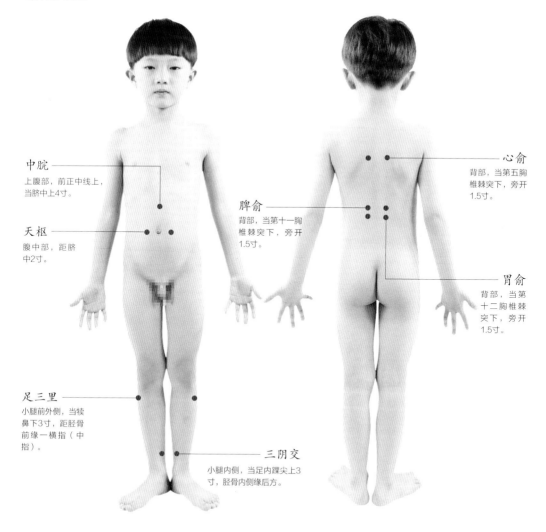

中脘
上腹部，前正中线上，当脐中上4寸。

天枢
腹中部，距脐中2寸。

足三里
小腿前外侧，当犊鼻下3寸，距胫骨前缘一横指（中指）。

脾俞
背部，当第十一胸椎棘突下，旁开1.5寸。

三阴交
小腿内侧，当足内踝尖上3寸，胫骨内侧缘后方。

心俞
背部，当第五胸椎棘突下，旁开1.5寸。

胃俞
背部，当第十二胸椎棘突下，旁开1.5寸。

基础操作

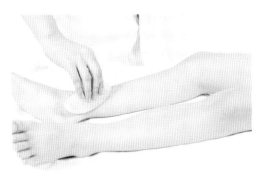

刮拭足三里、三阴交

用刮痧板厚边刮拭足三里穴、三阴交穴1~2分钟，至皮肤潮红发热即可。

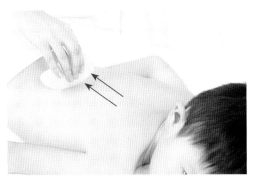

刮拭心俞、脾俞、胃俞

用刮痧板厚边从上往下刮拭心俞穴、脾俞穴、胃俞穴1~2分钟，至皮肤潮红发热即可。

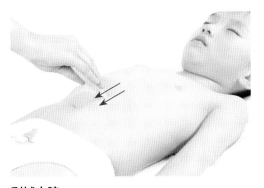

刮拭中脘

用刮痧板厚边以45°倾斜角从上往下刮拭中脘穴1~2分钟，至皮肤潮红发热即可。

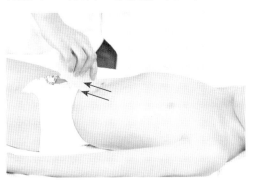

刮拭天枢

用刮痧板厚边以45°倾斜角从上往下刮拭天枢穴1~2分钟，至皮肤潮红发热即可。

小穴位，大疗效

中医学认为本病是由于小儿脏腑娇嫩、脾气不足，或饮食不调，或病后失养，脾胃功能受损，导致受纳运化功能失常。

故选中脘穴、天枢穴疏调脘腹经气，以助胃纳和脾之运化；足三里穴是足阳明胃经合穴，可和胃健脾、补养气血。

三阴交穴养阴清热；脾俞穴、胃俞穴、心俞穴补中益气，调补脾胃。诸穴合用，共奏补中益气、调和脾胃、益气养阴之功。

辨证刮痧

【脾失健运】

主要症状：面色萎黄，食欲减退，腹胀，恶心呕吐。

对证加穴：内关（宁心安神）、关元（固本培元、导赤通淋）。

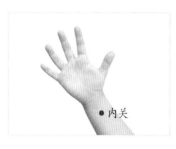

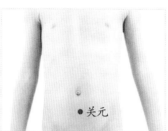

【胃阴不足】

主要症状：口干多饮，不喜进食，皮肤干燥，大便干结。

对证加穴：阴陵泉（清脾理热、宣泄水液）、太溪（补益肾气）、胃经（和胃益气）。

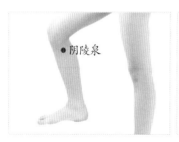

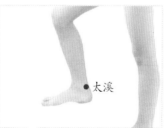

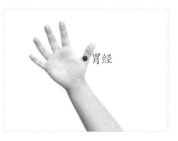

∽ 李志刚教授提醒 ∽

　　遵照"胃以喜为补"的原则，先从小儿喜欢食物着手来诱导开胃，待食欲增进后，再按营养的需要供给食物。纠正小儿不良的饮食习惯，保持良好的生活规律，有助于纠正厌食。

小儿疳积

　　小儿疳积是由于进食不规律或由多种疾病因素影响所导致的慢性营养障碍性疾病，常见于1～5岁的儿童。其主要症状为疲乏无力、面黄肌瘦、烦躁爱哭、睡眠不安、食欲不振、体重逐渐减轻、毛发干枯稀疏等，严重者可影响智力发育。

基础穴位

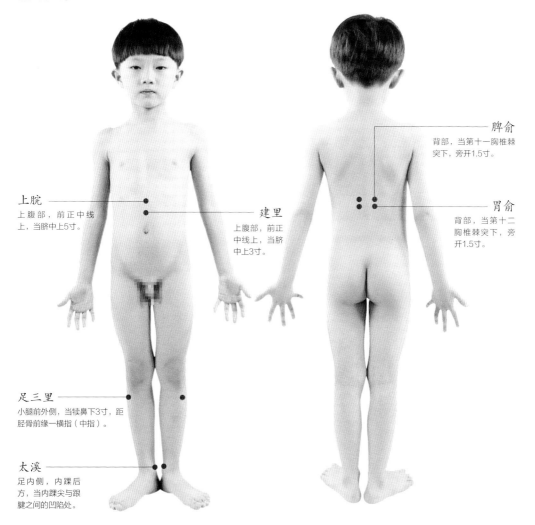

脾俞
背部，当第十一胸椎棘突下，旁开1.5寸。

胃俞
背部，当第十二胸椎棘突下，旁开1.5寸。

上脘
上腹部，前正中线上，当脐中上5寸。

建里
上腹部，前正中线上，当脐中上3寸。

足三里
小腿前外侧，当犊鼻下3寸，距胫骨前缘一横指（中指）。

太溪
足内侧，内踝后方，当内踝尖与跟腱之间的凹陷处。

基础操作

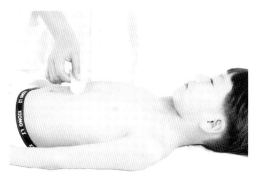

刮拭上脘、建里
以刮痧板厚边棱角边侧刮拭上脘穴、建里穴
1~2分钟，可不出痧。

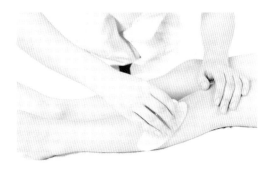

刮拭足三里
用刮痧板厚边以45°倾斜角刮拭足三里穴，
至皮肤潮红发热即可。

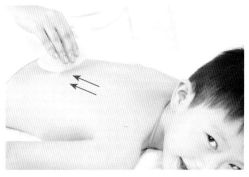

刮拭脾俞、胃俞
用刮痧板厚边以45°倾斜角从上往下刮拭脾
俞穴、胃俞穴，至出痧为度。

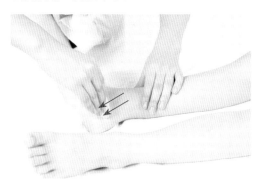

刮拭太溪
以刮痧板厚边棱角边侧从上往下刮拭太溪
穴，至皮肤潮红发热或出痧为度。

小穴位，大疗效

①
本病的病因多因小
儿喂养不当、乳食无度或
断乳过早、挑食、偏食、
恣食香甜肥甘之品而损伤
脾胃，日久致气血生化乏
源而形成疳积。

②
上脘穴、建里穴
乃胃募、腑会穴，有和
胃降逆、化痰宁神的功
效；足三里穴是胃之合
穴，有生发胃气、燥化
脾湿的功效。

③
合脾俞穴、胃俞
穴、太溪穴共奏健运脾
胃、益气养血、通调腑
气、理气消疳之功，以
助小儿发育。

辨证刮痧

【积滞伤脾】

主要症状： 形体消瘦，体重不增，腹部胀满，精神不振，夜眠不安，大便恶臭或秘结。

对证加穴： 天枢（调理胃肠、消炎止泻）、丰隆（健脾祛湿、化痰）。

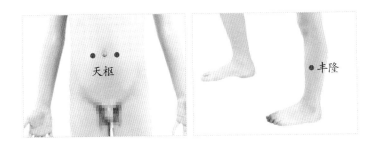

【气血两亏】

主要症状： 面色萎黄或苍白，毛发枯黄稀疏，骨瘦如柴，精神萎靡或烦躁，睡卧不宁，啼声低小。

对证加穴： 肺俞（调补肺气、祛风止痛）、肾俞（益肾助阳）、血海（健脾统血）。

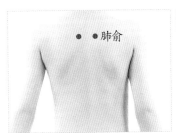
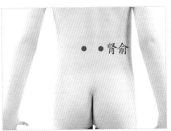
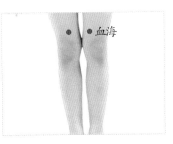

∽ 李志刚教授提醒 ∽

发现小儿体重不增或减轻，食欲减退时，要尽快查明原因，及时加以治疗。合理安排小儿生活起居，保证充足的睡眠时间，经常参加户外活动，呼吸新鲜空气，多晒太阳，增强体质。纠正小儿饮食偏嗜、过食肥甘滋补、贪吃零食、饥饱无常等不良饮食习惯。

小儿遗尿

小儿遗尿是指小儿睡眠中小便自遗、醒后方觉的病症。多见于3岁以上的儿童。若3岁以上的小儿一个月内尿床次数达到3次以上，就属于不正常了，医学上称之为"遗尿症"，一般男孩多于女孩。预防小儿遗尿应从小为儿童建立良好的作息制度，养成良好的卫生习惯，掌握其夜间排尿规律，使儿童逐渐形成时间性的条件反射，并培养儿童生活自理能力。

基础穴位

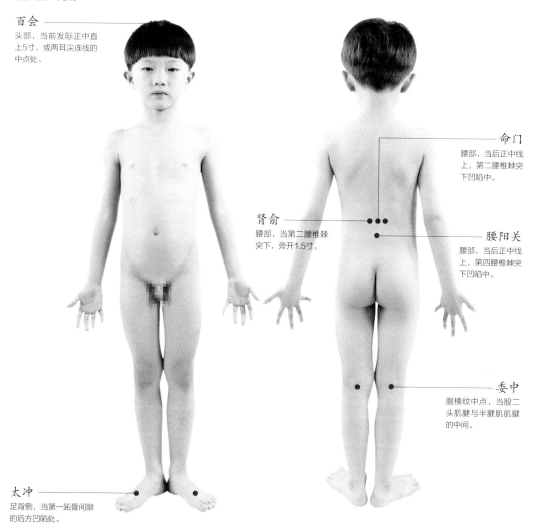

百会
头部，当前发际正中直上5寸，或两耳尖连线的中点处。

肾俞
腰部，当第二腰椎棘突下，旁开1.5寸。

命门
腰部，当后正中线上，第二腰椎棘突下凹陷中。

腰阳关
腰部，当后正中线上，第四腰椎棘突下凹陷中。

委中
腘横纹中点，当股二头肌腱与半腱肌肌腱的中间。

太冲
足背侧，当第一跖骨间隙的后方凹陷处。

基础操作

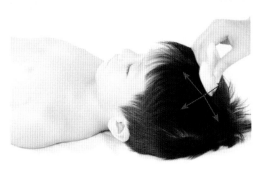

刮拭百会
用刮痧板厚边以45°倾斜角刮拭百会穴，并向穴位四周呈放射性刮拭3分钟，力度适中。

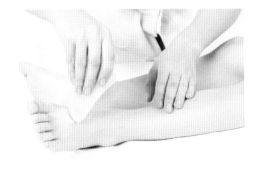

刮拭太冲
以刮痧板厚边棱角刮拭太冲穴，力度适中，刮至皮肤潮红发热即可。

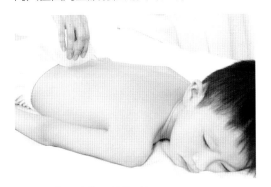

刮拭肾俞、命门、腰阳关
用刮痧板厚边以45°倾斜角刮拭肾俞穴、命门穴、腰阳关穴，力度适中，以出痧为度。

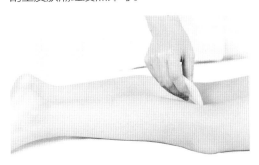

刮拭委中
以刮痧板厚边棱角边侧刮拭委中穴，力度由轻而重，并均匀持续而轻柔地旋转30次。

小穴位，大疗效

西医认为本病为大脑皮质、皮质下中枢功能失调而引起。中医学认为小儿遗尿多因肾气不足、下元亏虚，或脾肺两虚、下焦湿热等导致膀胱约束无权而发生。

进行刮痧治疗可调理膀胱，以助其对尿液的约束能力，疏调脾、肝、肾而止遗尿，还能缓解遗尿导致的精神疲倦、腰腿软弱无力、食欲不振、小便清稀等症状。

百会穴位于巅顶，可提神醒脑；太冲穴、委中穴疏调脏腑而止遗尿；肾俞穴、命门穴、腰阳关穴补肾培元、调理膀胱。诸穴合用，可温补肾阳、补益肺肾。

辨证刮痧

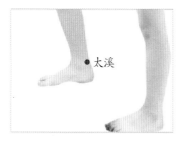

【肾气不足】

主要症状： 面色苍白，智力迟钝，倦怠乏力，肢冷形寒，腰腿酸软，小便清长。

对证加穴：太溪（补益肾气）、涌泉（滋阴益肾）。

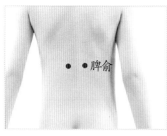

【脾肺气虚】

主要症状： 面色无华，气短自汗，形瘦乏力，食欲不振，大便溏薄。

对证加穴：脾俞（健脾和胃）、肺俞（调补肺气）。

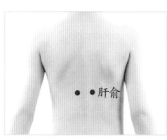

【肝经郁热】

主要症状： 小便短赤，频数不能自忍，性情急躁，手足心热，面赤唇红。

对证加穴：肝俞（疏肝利胆）、心俞（宽胸理气）。

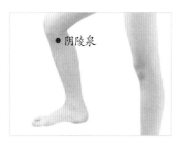

【下焦湿热】

主要症状： 尿频量少，色黄腥臭，夜梦纷纭，急躁易怒。

对证加穴：阴陵泉（清热利湿）、曲骨（调理膀胱）。

～ 李志刚教授提醒 ～

　　刮痧治疗期间应培养患儿按时排尿的习惯，夜间定时叫醒患儿起床排尿。

　　平时勿让孩子过于疲劳，注意适当加强营养，晚上临睡前不宜过多饮水。对患儿要耐心教育，增强其自信心，切勿嘲笑和歧视，避免孩子产生恐惧、紧张和自卑等情绪。